ALBERT VILAR

A PROPOS

DE

DOCTRINES MÉDICALES

CONCEPTIONS D'HIER — IDÉES D'AUJOURD'HUI

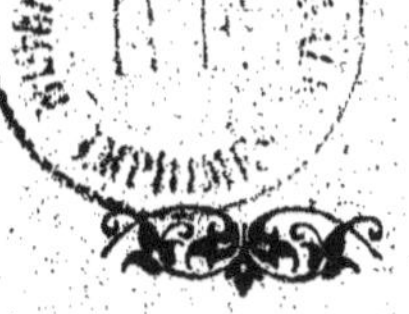

PARIS

JOUVE & Cⁱᵉ, ÉDITEURS

15, RUE RACINE, 15

1921

A PROPOS

DE

DOCTRINES MÉDICALES

CONCEPTIONS D'HIER — IDÉES D'AUJOURD'HUI

TRAVAUX DU MÊME AUTEUR

(HORS COMMERCE)

Essai sur l'École de Montpellier et la Médecine contemporaine (*Thèse inaugurale*), Montpellier, 1910.

Id. (Supplément), Montpellier, 1919.

La Gamme majeure des Physiciens aux Musiciens, Alais, 1918.

Remarques sur les lois proposées au sujet des distances des planètes, etc., Alais, 1919.

ALBERT VILAR

A PROPOS

DE

DOCTRINES MÉDICALES

CONCEPTIONS D'HIER — IDÉES D'AUJOURD'HUI

PARIS

JOUVE & Cie, ÉDITEURS

15, RUE RACINE, 15

1921

AVANT-PROPOS

―――

Les quelques considérations que nous avons groupées ici sur diverses questions de pathologie et de thérapeutique générales sont unies par un lien commun malgré ce que les titres particuliers de nos chapitres peuvent avoir en apparence de disparate. Pour tous les médecins de l'Ecole de Montpellier, ces questions et les opinions qu'ils professaient à leur sujet étaient étroitement associées, ce que démontre suffisamment l'impossibilité où l'on est d'étudier l'une d'elles sans soulever les autres ; elles n'étaient que les corollaires d'une grande conception vitaliste qui nous semble, sous une forme modernisée, pouvoir être admise par les médecins contemporains, ce que nous esssayons de prouver tout d'abord. Ajoutons immédiatement que si on prenait à la lettre certains des titres dont nous venons de parler, on trouverait une ridicule disproportion entre l'importance du sujet qu'ils indiquent et celle du chapitre qui leur est consacré. Mais nous venons, dès les premiers mots, de dire qu'il s'agissait seulement de *quelques considérations*; il eût été peu utile de le rappeler sans cesse. Par exemple, il peut paraître critiquable d'intituler un chapitre de quelques pages : Météorologie médicale ; la lecture de ce chapitre lui-même montre que, à chaque ligne, nous signalons incidemment une question qui, seule, mériterait une étude de plusieurs volumes. Il eût fallu intituler ces pages : Considérations succinctes sur la météorologie médicale, et faire de façon analogue pour tous les autres chapitres ; mieux vaut, croyons-nous, nous expliquer une fois pour toutes.

Notre travail nous paraît toutefois, même réduit à ses véritables proportions, demeurer sur certains points plus imparfait et plus incomplet qu'il ne conviendrait ; il n'est, si l'on veut, que la maquette de ce qui devrait être réalisé. Nous avons à cela deux excuses. En premier lieu toute documentation est actuellement bien peu commode pour un chercheur que sa profession fixe à distance d'une ville universitaire ; et un travail du genre de celui que nous avons tenté, travail qui touche souvent à la médecine d'hier, exige le document *livresque*, indispensable en ce qui concerne surtout les vieux auteurs. Nous devons remercier tout particulièrement M. le professeur Vires et M. Girard, bibliothécaire de la Faculté de Médecine de Montpellier, de nous avoir considérablement facilité cette documentation qui sans eux nous aurait été parfois à peu près impossible· Sans eux, la tâche envisagée nous eût peut-être rebuté. Mais M. Girard n'a rien négligé pour nous aider dans ce sens ; par sa cordiale amabilité, — dont nous abusâmes parfois, — il nous a épargné bien des recherches bibliographiques, évité bien des pertes de temps. M. Vires de son côté a tout fait pour nous être utile, autant par une bienveillance personnelle dont nous sommes profondément touché et honoré que par désir d'encourager tout travail, si minime soit-il, en partie consacré à la « deffence et illustration » de cette vieille École de Montpellier don il est le digne et jeune représentant en même temps que l'admirateur. Il nous est extrêmement pénible, en revanche, de ne pouvoir plus adresser ici nos remerciements à notre cher et regretté maître, le professeur Sarda, qui nous avait communiqué ses leçons d'agrégation, riches en renseignements de toutes sortes sur l'Ecole de Montpellier. Lorsque, il **y a** peu de temps, nous préfaçions quelques notes sur des questions analogues à celles qui nous occupent aujourd'hui, notes qui complétaient notre thèse inaugurale, nous n'avions pu nous défendre de jeter un coup d'œil sur le temps écoulé depuis, et considérer sans tristesse les deuils nombreux qui avaient marqué, pour la Faculté de Montpellier, ce court espace, de dix ans, écrivions-nous. Notre chiffre était inexact, les dix ans n'étaient point encore accomplis, et la sinistre ironie du destin n'a pas voulu qu'ils le soient sans que la funèbre liste que nous donnions alors s'augmentât de deux noms encore : le professeur Sarda disparaissait en mars 1920, précédé de quelques jours à peine par le professeur Rauzier.

Nous remarquions aussi, à cette date, avec une profonde émotion, que, sur les membres du jury de notre thèse, l'un, le plus jeune, n'était déjà plus. Nous ne supposions pas alors si prochaine la fin de M. Sarda, qui en avait été président, notre communauté de préoccupations et de sympathies doctrinales nous ayan particulièrement rapprochés. Nous tenons à dire au début le pages qui continuent ce que nous avions entrepris à la fin de nos études médicales, la vive affection que nous avait inspirée cet homme de bien, modèle de probité, de droiture et de haute conscience professionnelle.

Nous devons encore au lecteur une deuxième excuse, celle-ci d'ordre plus général. Notre travail ne vient déjà plus à son heure ; certaines parties, telle la discussion consacrée aux idées de Bérard sur la typhoïde, répondant à des assertions émises en 1911, auraient dû paraître vers cette époque ou peu après. C'est dire que nous n'avons pas voulu en retarder davantage la parution ; et, si les circonstances ne nous avaient pas encore permis, en 1914, de rédiger complètement ces notes et de les mettre au jour, des circonstances plus graves nous en ont bien davantage empêché depuis. La guerre mondiale est venue apporter, non sans brusquerie, quelques modifications à nos habitudes et à nos préoccupations ; aux panoramas cévenols ont succédé pour nous les mornes horizons de l'Est, aux promenades sous le ciel méridional les longs séjours souterrains dans la craie champenoise et l'enlisement dans les boues de la Woëvre ou des Flandres, aux chants des cigales l'harmonie singulièrement plus barbare des 150 ou des 210, au paisible exercice de la profession médicale civile le métier (moins monotone certes, mais l'homme est-il jamais satisfait de son sort ?) de médecin de compagnie de mines ou de bataillon d'infanterie, au milieu de nos chers « poilus », martyrs d'hier si magnifiquement bafoués depuis par les maîtres du jour. Plus tard, nous dîmes un adieu définitif au front français et les imprévus parfois surprenants de la vie militaire nous amenèrent en 1918 aux confins de la lointaine Tripolitaine, dans les solitudes arides, aux jours embrasés, aux soirs mystérieux, — régions fort décriées dont nous avons, pour notre part, gardé un souvenir charmeur que nous espérons mieux exprimer plus tard ; — puis ce fut, non loin de ces mêmes parages, entre l'âpre massif de Douiret aux étonnants villages de troglodytes qui font rêver de survivances préhistoriques et les côtes désertes de la Petite Syrte où la mer s'enfle, toujours, d'un flux plus ample qu'en tout autre point des rives méditerranéennes, tout près de celles du golfe où veillent encore les ruines de Gightis, dans la cité de la tribu maraboutique du Sud Tunisien, à Médenine, l'étrange ville des ksour aux rhorfas superposées, que nous reçûmes, après cinq années occupées à méditer sur la grandeur et la servitude militaires, l'ordre qui nous rendait à un mode d'existence presque oublié, dont le souvenir s'estompait dans les brumes d'un passé devenu pour nous à demi légendaire.

Aux inconvénients inhérents à la vie du soldat ou provenant de séjours en des lieux peu propres à notre travail — lieux où pourtant nous avons pu dresser de celui-ci une sorte d'avant-projet — allaient succéder ceux de la reprise de ce qui avait été notre vie normale. Nous avons pu cependant accorder à ces pages assez d'instants pour pouvoir bientôt en présenter le manuscrit, sous sa forme primitive, à une société scientifique, l'Académie des Sciences et Lettres de Montpellier, dans une certaine mesure filiale de son Université, qui voulut bien récompenser l'an dernier par l'attribution d'une partie du prix Jaumes, à défaut d'autre mérite, la constance âpre et acharnée de l'auteur à défendre une juste cause.

Depuis, des contretemps, qu'il serait oiseux de détailler, ont encore contrarié le parachèvement et la publication de ces notes et leur ont fait subir un nouveau retard d'un an (bien que les modifications opérées soient peu considérables),

les amenant ainsi à paraître, par une singulière coïncidence, l'année même où la Faculté de Montpellier fête son septième centenaire. Nous croyons sans intérêt d'expliquer ce retard, ou de dire les causes qui, après nous avoir permis aux premières heures qui suivirent la démobilisation de mettre notre besogne en chantier dans la cité même de Boissier de Sauvages et du chimiste Dumas, nous amènent à la terminer loin de là, à deux pas de ruines moins antiques que celles évoquées tout à l'heure, ruines dont l'aspect nous fait songer souvent à l'adage célèbre qu'Hugo a aggravé d'une traduction extrêmement libre, mais trop rigoureusement vraie : Tempus edax, edacior homo ; le temps est aveugle, l'homme est stupide.

Nous croirions tout aussi inutile de nous excuser davantage des nombreux défauts qu'on relèvera sans doute dans les pages qui suivent, et de nous défendre de l'accusation, qu'on pourrait nous adresser, de nous être contenté d'une esquisse un peu rapide. Nous avons, — c'est là ce qui importe, — suffisamment dit notre pensée ; et, estimât-on certains points trop sommairement traités, nous serions heureux si ce que nous en avons dit pouvait encourager de plus jeunes que nous, mieux placés peut-être, à en parfaire l'étude et à travailler dans la même voie. Là où nous soutenons certaines idées doctrinales, nous indiquons assez nettement, croyons-nous, notre thèse et les principaux arguments sur lesquels nous l'appuyons ; de plus favorisés que nous pourrons trouver à cette thèse et à ces arguments de plus vastes développements, étayés d'une documentation plus complète, notamment sur les auteurs de l'Ecole montpelliéraine et leurs travaux doctrinaux les plus importants. Nous aurions pleinement atteint notre but présent si nous avions seulement pu attirer l'attention sur ces maîtres trop ignorés aujourd'hui, sur la sagesse de leurs doctrines, sur l'intéressant renouveau de certaines d'entre elles.

Longwy, 3o août 1921

A PROPOS

DE

DOCTRINES MÉDICALES

CONCEPTIONS D'HIER. — IDÉES D'AUJOURD'HUI

INTRODUCTION

Bis repetita...

Les répétitions plaisent-elles toujours, comme le voudrait l'adage classique ? Il est permis d'en douter ; notre intention n'est point d'épiloguer là-dessus. Mais, plaisantes ou non, parfois les redites s'imposent ; elles sont, souvent, nécessaires. C'est surtout dans la discussion que cette nécessité apparaît avec le plus d'évidence. Insuffisante clarté du raisonnement, de la part du défenseur d'une cause, faiblesse de son argumentation, ou insuffisante attention de son adversaire, le premier se trouve fréquemment amené à reprendre la preuve déjà fournie, à répondre après coup à l'objection prévue et réfutée d'avance. Pour regrettable que soit le fait, il n'a pas encore paru évitable. Dans les débats oraux, il est un des facteurs de ce bavardage — non pas précisément inutile, mais qui devrait l'être — qu'on reproche si volontiers aux assemblées parlementaires, alors qu'il dépend d'une cause toute psychologique, tout humaine ; les controverses écrites n'y échappent pas et lui doivent une fâcheuse déformation, une ampleur plus apparente que réelle, une hypertrophie de certaines de leurs parties, entraînant le déséquilibre de l'ensemble.

Nous ne saurions être très heureux, mais ne croyons pas avoir à nous excuser, de ce que les circonstances nous font choir aujourd'hui dans cet inconvénient. Nous avions, il y a onze ans, consacré nos efforts à une tâche qui nous tenait à cœur : signaler l'oubli injustifié où étaient tombés les travaux de l'Ecole de Montpellier, de Barthez et de ses continuateurs, montrer combien souvent les maîtres de cette Ecole ont été des précurseurs, combien souvent les découvertes contemporaines ont confirmé ce que leur avait fait pressentir leur profonde sagesse clinique, combien de précieux conseils nous pouvons encore puiser dans leurs enseignements. Bien des fois, par la suite, nous avons eu l'occasion de constater l'oubli dont nous nous plaignions ; bien des fois nous avons pu voir donner comme nouvelles des conceptions que nous avions trouvées magnifiquement développées chez ces maîtres. Eh bien ! dussions-nous encourir le reproche de ressasser sans relâche les mêmes idées, nous n'hésiterons pas à servir des arguments nouveaux pour défendre une thèse déjà soutenue, à apporter de nouveaux exemples pour illustrer des arguments déjà employés ; nous n'hésiterons même pas à redire au besoin des choses déjà dites pour lutter contre cette conspiration obstinée du silence — sans doute inconsciente et fortuite, — vis-à-vis de la vieille Ecole et des vieux maîtres dédaignés. Nous ne pouvons ni ne voulons admettre que la médecine contemporaine ignore, de parti-pris, une des sources qui éclairent malgré elle sa voie. Nous protestions contre un oubli injuste ; nous protesterons encore. En examinant ici quelques points particuliers de pathologie et de thérapeutique générales, nous nous trouverons fréquemment amené à rappeler incidemment les conceptions de médecins célèbres d'autrefois ; nous accorderons un examen plus attentif à celles de Barthez et de ses continuateurs et essaierons de remettre en lumière quelques côtés particulièrement intéressants de leur œuvre.

Ce que nous nous proposons, certes, diffère peu de ce que nous avons déjà écrit il y a onze ans sous le titre : *Essai sur l'Ecole de Montpellier et la Médecine contemporaine.* On pourrait nous accuser d'en faire ce qu'on nomme, dans le jargon artistique, une *réplique* à peine *démarquée*. Nous croyons facile de nous défendre : le travail d'aujourd'hui n'est pas celui d'hier, il touche seulement à des points communs ; il en est distinct, mais peut présenter des ressemblances ; loin de le reproduire, il le complète. La chose est tellement vraie qu'on pourrait reprocher à notre étude actuelle, examinée isolément, un certain manque de méthode ; qu'on jugerait qu'elle offre par moment des vides : défaut nécessaire pour ne pas tomber dans celui, plus grave à nos yeux, de reproduire des parties de la précédente. Nous avons cru indispensable de nous expliquer, dès le début, sur ces détails.

Estimera-t-on ce scrupule bien étrange après les déclarations très nettes que nous faisions quelques lignes auparavant ? Nous ne croyons pas cependant qu'il y ait contradiction entre le fait d'éviter le plus possible les répétitions banales qui consisteraient à reprendre en termes voisins un sujet traité ailleurs (1) et celui de se resservir, contre un ennemi, de la même arme qui l'a à peine effleuré une première fois, lorsque cette arme paraît susceptible de lui porter une atteinte sérieuse, un coup dangereux. Notre seul ennemi, c'est, nous l'avons dit, l'ignorance injuste vis-à-vis de l'Ecole et de sa doctrine. Contre un adversaire de ce genre on ne saurait se lasser d'employer les mêmes moyens. Lorsqu'on a essayé d'allumer quelque pauvre lueur, si humble et si tremblotante soit-elle, c'est encore lutter contre

---

1. Par exemple, nous n'avons rien dit, dans notre travail actuel, des *miasmes* et des *virus*, alors que nous aurions dû le faire logiquement dès les premiers chapitres. Les notions sur miasmes et virus étaient pourtant importantes ; mais il nous eût suffi de reprendre les quelques lignes que nous leur consacrions dans *l'Essai sur l'Ecole de Montpellier*. — Ajoutons que malgré ces précautions, quelques répétitions de détail ont été parfois nécessaires pour permettre l'enchaînement logique des idées ; d'autre part le souci de réduire au minimum ces répétitions a été cause d'un nouvel inconvénient accessoire. Là où la suite de nos développements eût exigé quelques considérations sur des points déjà traités dans notre travail antérieur, nous avons cru devoir renvoyer à celui-ci (que nous désignerons désormais simplement par les initiales *E. E. M.*). Ces renvois fréquents à notre propre travail pourraient paraître choquants sans ces explications.

l'ombre que répéter, identiquement, le même geste. Et lorsqu'on a essayé de faire entendre, si faiblement que ce soit, quelque timide vérité, c'est encore lutter contre l'erreur que reprendre, identiquement, l'énoncé de cette vérité. Il y a donc des répétitions de gestes et de phrases qui peuvent être voulues, parce que nécessaires, indispensables. Dans certains cas, la répétition, même pure et simple, mécanique en quelque sorte, de choses déjà dites, dans les termes où elles le furent, peut n'être pas inutile.

Le *répétitionnisme* (nous désignerions volontiers par ce mot l'habitude de la répétition érigée en système) est un mode de propagande discutable comme principe, merveilleux comme résultats (1). Et dans le cas que nous envisageons ici, il est pleinement légitime. Ne voulant pas l'employer cependant, nous nous contenterons, pour terminer ces considérations, d'un seul exemple emprunté à notre sujet, exemple qui justifiera, d'une manière frappante, un certain *répétitionnisme* ; nous en aurions d'autres plus ou moins analogues ; quelques-uns viendront d'eux-mêmes au cours de ce travail ; mais celui-ci est le plus caractéristique. Le principal reproche qu'on

1. Certains en font le procédé pédagogique par excellence, en particulier un polygraphe connu auxquels plusieurs de nos contemporains croient devoir accorder quelque valeur comme philosophe et comme homme de science. Ce procédé est évidemment excellent pour inculquer des notions, mais imprime dans la pensée de l'élève un dogmatisme étroit, tue en lui tout esprit de discussion, toute réflexion critique, toute tendance à l'observation et au contrôle personnels, toute individualité. C'est peut-être là, il est vrai, le but suprême de l'enseignement pour la pédagogie officielle de notre époque.

pourrait faire au *répétitionnisme* serait de substi-
tuer la répétition à la démonstration ; tout à l'heure
nous-même avons employé les termes — bien dog-
matiques — de vérité et d'erreur ; et en nous montrant luttant contre l'erreur, nous avons pu paraître
en même temps fort prétentieux. Il serait trop commode, sinon nouveau, d'énoncer une assertion,
qu'on proclamerait vérité sans démonstration, et de
la redire sans cesse, pour combattre ce qu'on décla-
rerait erreur de manière tout aussi indémontrée,
tout aussi arbitraire. Mais, dans le cas présent, point
n'est question de grandes théories, d'hypothèses
qui nous dépassent, où ces deux absolus, Vérité et
Erreur, nous sont en réalité très relatifs ; il s'agit
seulement de quelque chose de beaucoup plus simple,
de beaucoup plus « terre à terre », de la vulgaire
erreur matérielle, erreur de fait qui ne peut prove-
nir que de l'absence ou de l'ignorance d'un document, d'une pièce à conviction, en présence desquels
tout le monde tombe d'accord, tout le monde s'in-
cline.

Dans cette sorte de plaidoyer pour l'École de
Montpellier dont nous venons de parler, et que
nous soutenions en juillet 1910, nous résumions,
avec de nombreuses citations à l'appui, un passage
assez long de l'*Application de l'analyse à la médecine pratique* de Frédéric Bérard, parue en supplément à la deuxième édition de la *Doctrine générale
des Maladies chroniques* de Dumas en 1824 ; — nous
insistons sur cette date : il y a, aujourd'hui, près
d'un siècle ; — ce passage était relatif aux « fièvres
typhoïdes » (en prenant ce mot dans le sens éty-

mologique) et plus spécialement à ce que nous nommons fièvre typhoïde. Huit mois plus tard, lisant la remarquable leçon inaugurale de M. Widal « les Orientations de la Médecine » (1), nous avions le regret d'y voir que le maître de la Faculté de Paris prétendait qu'anciennement la fièvre typhoïde avait toujours été pour le clinicien une *entérite*, et donnait comme conception *moderne* née seulement des découvertes d'hier, le fait de voir dans cette maladie une infection *générale*, à *localisation intestinale*. Vers la même époque Joltrain (2) écrivait de la typhoïde : « Ainsi cette affection *qui nous apparaissait comme un type d'affection locale*, représente *actuellement* la septicémie humaine par excellence ». On « demeure stupide » en voyant à quel point sont ignorés les vieux maîtres et leurs sages doctrines, car nous sommes bien forcé d'admettre que c'est par ignorance et non sciemment qu'on les dépouille de leur bien (3). Les contempo-

1. WIDAL, *les Orientations de la médecine*, leçon inaugurale faite le 10 mars 1911. Parue sur la *Presse médicale*, 11 mars 1911.

2. JOLTRAIN, *Origine sanguine des pneumonies et bronchopneumonies* (Thèse de Paris, 1910. *Introduction*, p. 2).

3. Nous avons fait allusion au septième centenaire de l'Ecole de Montpellier. Sur sept siècles, un seul intéresse nos deux études, la précédente et l'actuelle : celui qui s'étend d'environ 1760, époque de la parution des principaux ouvrages de BOISSIER de SAUVAGES, à la fin de l'Empire, c'est-à-dire à la génération de PÉCHOLIER, QUISSAC, CASTAN, etc. (Nous avions seulement glissé, dans le préambule d'*E. E. M.*, quelques mots extrêmement brefs sur le passé de l'Ecole.) Pendant toute cette période, la médecine fut représentée en France par deux grandes écoles, en donnant à ce mot non seulement son sens de centre d'ensei-

rains ne disent pas que seules les découvertes *récentes* ont fourni à cette *vieille* conception une démonstration suffisante ; ceci serait entièrement conforme à nos vues ; nous ne soutenions pas autre chose que cette thèse : que le laboratoire contemporain, dans la plupart des cas, a confirmé le bon sens clinique des vieux maîtres et tout particulièrement des vieux Montpelliérains. Certes ceux-ci n'avaient pas à l'appui de leurs théories, notamment sur la typhoïde, les très fortes raisons modernes, entre autres celles dues à Widal lui-même ; il n'en est que plus intéressant de remarquer que ces raisons modernes, presque toutes venues du laboratoire

gnement, mais celui de centre d'un système doctrinal : Paris et Montpellier. Les doctrines de Montpellier, sur bien des points, se montrent aujourd'hui supérieures à celles professées naguère à Paris, mais sont presque inconnues : et, là où les faits nouveaux démentent les vieilles idées parisiennes, confirmant de vieilles idées montpelliéraines, nous voyons seulement déclarer que les faits modernes s'opposent *aux idées anciennes*, sans qu'on fasse jamais cette réserve utile : *de Paris*, et sans qu'on ajoute : Au contraire, Montpellier avait sur tel point vu plus exactement... Nous en donnons ici un exemple typique.

Nous avions commencé à rassembler des matériaux en vue de cette réhabilitation dans *E. E. M.* (1910 ; supplément avec quelques rectifications de détail paru en 1919). Ce travail comprenait principalement deux parties ; la première consacrée à l'étude des groupes morbides, la deuxième à la défense naturelle et thérapeutique de l'organisme ; enfin nous essayions déjà, dans la conclusion, de dire quelques mots touchant le problème de la vie et d'examiner l'avenir incertain du vitalisme. Nos notes actuelles se trouvent logiquement complétées surtout par cette deuxième partie et par la conclusion, et, pour la première partie, par le chapitre des *Infections* (et à un plus faible degré par celui des *Traumatismes*).

plutôt que de progrès purement cliniques, *n'apportent pas* une conception *nouvelle* et *fortifient considérablement, au contraire,* une conception ancienne.

Nos citations de Bérard étaient du reste rendues encore plus caractéristiques par leur place au milieu de pages consacrées à exposer la doctrine, sur laquelle nous reviendrons bientôt, de la *généralité* des maladies. Les idées opposées, ajoutions-nous, citant cette fois Alquié (1), « ne sauraient être admises par l'Ecole qui proclame que l'affection de l'économie entière constitue le fond de la plupart des maladies regardées comme locales par des écrivains systématiques. Elle n'ignore pas l'existence fréquente d'inflammations de diverses parties du corps des personnes en proie aux maladies miasmatiques ou virulentes, mais la variabilité de ces lésions locales, les changements qu'elles éprouvent dans les maladies infectieuses spécialement..., leur absence fréquente, surtout dans les cas promptement mortels, leur rapport avec la gravité de l'état morbide » l'amènent à regarder ces altérations comme des effets accidentels « de l'*affection générale du système vivant* ». Nous écrivions enfin comme conclusion sur les idées de Bérard concernant la fièvre typhoïde : La fièvre typhoïde doit donc être considérée comme maladie générale, — conception dont il est certainement intéressant de faire la constatation dans des ouvrages doctrinaux bien antérieurs aux découvertes d'Eberth et aux recherches sur

1. *Doctrine médicale de Montpellier* (Montpellier, 1843), p. 69-70.

l'agglutination et la séro-réaction ; — on ne saurait la voir uniquement dans la présence d'inflammations locales du tube digestif ou de toute autre partie de l'organisme. Une telle conception serait presque aussi ridicule que le fait de ne voir la syphilis que dans la lésion gommeuse ou de la nier en l'absence de toute lésion, suivant l'ingénieuse comparaison dont se servait Alquié il y a soixante-dix ans, dans l'ignorance absolue de l'existence du tréponème.

C'est le moment de rappeler quelques lignes par lesquelles nous expliquions, il y a onze ans, la raison d'être de notre travail et qui reçoivent de l'exemple que nous citons une actualité nouvelle : Plus d'une fois nous nous étions étonné de voir laisser dans l'ombre, de parti pris ou par simple négligence, les travaux de notre École qui semblaient avoir été à bien des progrès récents un prélude nécessaire, ou méconnaître la véritable origine des conceptions que nous voyions triomphalement revenir à la lumière. Signaler cette négligence regrettable, ajoutions-nous, tel a été notre but. Ne l'ayant pas atteint, nous recommençons. Cette deuxième tentative, nous allons la faire même dans le cas particulier qui nous occupe, et cela ne nous coûtera guère d'efforts : nous ne disserterons pas sur la question, ce qui serait profondément inutile, alors qu'il nous suffit, pour gagner notre cause, de produire deux documents et de les rapprocher : nous en profiterons pour donner du travail de Bérard des extraits plus typiques encore que ceux cités antérieurement. Mais tout d'abord, voici les deux phrases de Widal :

« Ainsi, après la découverte de son agent pathogène, la fièvre typhoïde était restée CE QU'ELLE AVAIT ÉTÉ JUSQUE-LA POUR LE CLINICIEN : UNE ENTÉRITE spécifique. *Depuis que* l'hémoculture nous a montré le bacille typhique vivant en permanence, pendant la période infectieuse, dans le sang des malades, la fièvre typhoïde *est devenue* pour nous une septicémie éberthienne à localisation intestinale secondaire », c'est-à-dire une maladie générale susceptible d'une localisation de prédilection.

Nous reproduisons scrupuleusement à la suite le passage de Bérard qui nous semble présenter le plus d'intérêt à notre point de vue. Rappelons que par *fièvres typhoïdes*, il faut entendre ici fièvre jaune, peste, *fièvre typhoïde proprement dite* : c'est surtout celle-ci dont veut parler Bérard, comme paraissent l'indiquer certaines phrases ; c'est d'ailleurs l'impression qui se dégage du texte complet de l'auteur (1).

« Il y a... dans les fièvres typhoïdes, un véritable empoisonnement... Le poison délétère peut entrer dans l'économie par différentes voies... [Il] agit d'abord sur la peau, la surface pulmonaire ou la muqueuse gastrique ; il est possible que... [dans certains cas]... il n'agisse primitivement que sur ces points très différens... Mais il est plus à présumer que, même, dans les cas promptement mortels, il

---

1. En raison de la longueur de la citation (à part cela rigoureusement conforme à l'original) nous avons pratiqué quelques coupures, d'ailleurs indiquées. On trouvera à l'ouvrage cité, p. 575-576, le passage complet, qui sera beaucoup plus intéressant à connaître.

pénètre dans le sang, et porte directement ses effets sur le cerveau, sur le cœur, et sur tout l'organisme. Il est certain que dans la plupart des cas où il agit moins rapidement, ce dernier effet a lieu. *C'est donc à tort*, et contre les principes d'une saine physiologie, *que l'on a localisé les effets des miasmes...* [Certains], *voulant ne voir qu'un effet local,* ET NOTAMMENT UNE GASTRO-ENTÉRITE, *ont arrangé les faits comme il leur a plu, exagérant les uns, faisant disparaître les autres* .. Le plus grand nombre ont soutenu qu'il agissait exclusivement sur le système nerveux, et isolément sur certaines parties, comme sur l'encéphale...., etc. Nous pensons au contraire que *le miasme pénètre tous les organes par le sang qu'il infecte...* Cette considération montre combien sont vaines les théories et les médications thérapeutiques fondées exclusivement sur une affection locale. Elle prouve, au contraire, que dans les fièvres typhoïdes il y a *état général.* »

On pourrait, en résumant considérablement la citation de Bérard, traduire ainsi, pour les présenter synoptiquement, les assertions opposées du vieux maître de l'Ecole de Montpellier, du maître actuel de la Faculté de Paris.

BÉRARD 1824	WIDAL 1911
La présence, dans les fièvres typhoïdes, du miasme dans le sang des malades	La présence, dans la fièvre typhoïde, de l'agent infectieux dans le sang des malades
est infiniment probable et à peu près certaine dans la plupart des cas ;	a été ignorée jusqu'à des découvertes toutes récentes ;

par le sang il agit sur *tous les organes* ;

en tous cas LA CLINIQUE NOUS MONTRE qu'à moins de dénaturer les faits ON NE SAURAIT VOIR *dans les fièvres typhoïdes une entérite*

ou *une maladie locale* quelconque : il y a, dans les fièvres typhoïdes, un *état général.*

auparavant *un seul organe* paraissait intéressé ;

jusqu'à ces découvertes LA CLINIQUE A FAIT *de la fièvre typhoïde une entérite,*

une maladie locale.

Telles sont les pièces du procès.

Qu'on juge maintenant si, quand nous avons consacré notre thèse inaugurale à montrer que, sur bien des points, ce que les progrès contemporains et notamment ceux du laboratoire ont confirmé, ce sont les vieilles conceptions montpelliéraines, nous émettions un paradoxe intéressant ou une vérité incontestable ; — et surtout si nous exagérions lorsque nous nous plaignions d'un injuste oubli !

PREMIÈRE PARTIE

VIE ET VITALISME

CHAPITRE UNIQUE

LE VITALISME MÉDICAL
DEVANT LA SCIENCE CONTEMPORAINE

Dans les considérations que nous émettrons, au cours de ce travail, sur diverses questions de pathologie et de thérapeutique générales, nous ferons souvent appel aux conceptions vitalistes des vieux Montpelliérains. Il nous semble donc nécessaire de nous expliquer immédiatement sur ce que nous entendons par vitalisme et de préciser dans quelle mesure les conceptions vitalistes peuvent être conservées aujourd'hui : cette tâche est, de toute évidence, la première qui s'impose logiquement à nous.

Le vitalisme paraît être, par définition, la théorie qui, admettant pour les êtres vivants des lois qui leur sont propres, en déduit, au point de vue médical, une thérapeutique basée sur la connaissance des propriétés qui leur sont spéciales et de leurs réactions, *quelle que soit la cause intime de ces propriétés spéciales.* Barthez, dont le nom se présente à l'esprit dès que l'on parle de vitalisme, admettait un *principe vital* (ce mot masquant en réalité notre ignorance), cause de tous les phénomènes de la vie, à l'état normal et à l'état pathologique ; ce *principe vital*, il le substituait à l'*âme*, à laquelle le stahlianisme attribuait le même rôle. L'œuvre de Barthez, que devait en ce sens compléter Bérard, fut en grande partie dans le colossal effort qu'il fit pour sauver la médecine de la vague métaphysique qui paraissait devoir la submerger. L'un des deux plus célèbres prédécesseurs de Barthez, le grand Boissier de Sauvages, encore animiste (1), n'écrivait-il pas qu'il ne pouvait conce-

1. Le professeur F. RIBES, dans ses *Fondemens de la Doctrine médicale de la Vie Universelle* (T. I, *seul paru*, Montpellier-Paris, 1835), ouvrage dont l'épigraphe, que nous souhaiterions plus vraie, est « Tout vit, tout marche incessamment vers le règne de l'Association et de l'Amour », fait de BOISSIER de SAUVAGES un intermédiaire entre STAHL et BARTHEZ, et le qualifie de « demi-stahlien ». BOISSIER de SAUVAGES, le plus grand précurseur de BARTHEZ avec BORDEU, marque bien en effet la transition entre l'animisme stahlien et le vitalisme de l'Ecole de Montpellier. BOISSIER de SAUVAGES naquit à Alais en 1706; nous avons donné sur lui (*E. E. M.* et Supplément) des détails biographiques détaillés sur lesquels nous ne reviendrons pas. Il est curieux de constater que ce grand homme est aujourd'hui à peu près inconnu dans sa ville natale, qui s'enorgueillit plus volontiers de compatriotes beaucoup moins notoires, et où son nom ne ferait guère songer qu'à son cousin et contemporain l'abbé BOISSIER de SAUVAGES, poète languedocien de quelque valeur, qui jouit « en Alès » d'une bien plus grande renommée.

voir la médecine distincte de la métaphysique ? Barthez même, dans cette lutte, semble presque, plus d'une fois, sur le point de se noyer dans cet océan (1). La définition volontairement si imprécise de son principe vital laisserait supposer qu'il ne va plus s'intéresser qu'à ses effets et aux manifestations vitales, sans plus s'occuper de ce principe lui-même, simple inconnue sur laquelle il serait vain de ratiociner tant que nous ne pourrons l'étudier plus directement ; et cependant, parti de là, le Maître n'arrive-t-il pas à se demander : si ce principe n'est qu'une faculté unie au corps vivant ; s'il est un être distinct du corps et de l'âme ; s'il périt avec le corps : s'il peut à la mort passer dans d'autres corps humains et les vivifier par une véritable métempsychose ; si, en le supposant émané d'un principe universel créé par Dieu pour animer les mondes, il rejoint à la mort ce principe universel, etc. ? — et ne conclut-il pas : qu'en tous cas, même s'il périt, la puissance divine d'où il émane ne saurait en être affaiblie ; que, quelle que soit sa destinée, l'âme, elle, retourne au Créateur qui lui assure l'immortalité. . ?(2) Dans ces dernières lignes on voit naître une source de nouvelles chicanes possibles sur l'unité ou la dualité du principe de la vie (3).

1. Cf. ce que nous disons sur ce sujet, et sur l'opposition de Barthez et de Bérard, dans notre *E. E. M*, p. 133, 134, 205, où nous donnons quelques autres exemples à l'appui.

2. Cf. *Nouveaux Eléments de la Science de l'Homme* (Montpellier, 1778) p. 348.

3. Bouchut, qui, bien qu'appartenant à l'École de Paris, rivale de Montpellier, se rapproche des Montpelliérains sur plusieurs points de pathologie et de thérapeutique générales, l'a reproché tout particulièrement au système de Barthez.

Ainsi l'admission d'un principe vital, dès l'origine, soulevait des difficultés par ce qu'il avait encore de nébuleux et de métaphysique (1). Aujourd'hui, des difficultés d'un autre ordre se présentent. Pouvons-nous admettre encore un principe vital, c'est-à-dire, si nous renonçons à ce terme désuet, pouvons-nous admettre l'existence pour les êtres vivants de quelque chose d'essentiellement différent des forces en jeu dans les corps inertes, non réductible aux mêmes lois ; et, dans la négative, que devient la théorie vitaliste : ne s'effondre-t-elle pas du même coup (2)? La matière considérée comme inerte ne manifeste-t-elle pas en bien des phénomènes une vie mystérieuse et cachée? N'y aurait-il, dans ces phénomènes

1. Certaines des questions que nous rappelons ici font songer aux rêveries théosophiques ; il y aurait effectivement une étude curieuse à faire sur les différents principes considérés, dans divers systèmes philosophiques et religieux, comme constitutifs de l'homme ; la trinité barthézienne : âme, principe vital, corps, nous apparaîtrait comme une forme simplifiée d'autres associations bien plus complexes admises dans ces systèmes ; mais de pareilles spéculations nous écarteraient complètement de notre sujet. Signalons en passant que le principe vital bouddhiste, élément du groupement constitutif admis par les théosophes (groupement qui, inévitablement, devait être un septuor), se nomme *jiva* : mot dont la racine se retrouve dans le russe *jizn*, vie. (Les noms d'autres principes prêteraient à des comparaisons linguistiques analogues : *atma*, grec ἀτμος, allemand athmen ; les variations de sens qu'ont présentées certaines de ces racines seraient elles-mêmes source d'intéressantes considérations).

2. Nous glissons ici très rapidement sur les conceptions montpelliéraines du vitalisme, telles qu'elles se dégagent do BARTHEZ et de ses continuateurs, en ayant parlé ailleurs plus longuement et plus complètement (*E. E. M.* et notes rectificatives et complémentaires parues en supplément). Pour la

et dans ceux de la vie proprement dite, qu'un seul et même ordre de faits s'enchaînant plus ou moins insensiblement, même si certains chaînons nous échappent ? Et en ce cas, que pourrait signifier encore le mot vitalisme ?

Ce sont là deux questions distinctes, qui méritent toutes deux quelques minutes d'examen.

Qu'il y ait un lien, ou tout au moins des analogies entre les forces en jeu chez les êtres vivants et celles qui régissent les faits *abiologiques*, c'est là une conception qui — dût la chose surprendre au premier abord — ne fut point contestée par les plus grands adeptes de la doctrine barthézienne. Son fondateur lui-même admettait, sinon la non-distinction complète des deux domaines, du moins l'effacement des frontières qui les séparent. « On peut observer, écrivait-il (1), une échelle de gradations assez marquée, depuis les principes de mouvement les plus simples, jusqu'aux principes de vie, qui engendrent & conservent les corps organisés des végétaux & des animaux. » Charles-Louis Dumas, dans ses *Essais sur la vie* (2), où il choisit précisément comme épigraphe cette phrase de Barthez, développe de semblables idées ; il tend à concevoir la vie d'une manière très générale, très étendue ; il est frappé des phénomènes de la cristallisation et de la « force ordonnatrice » qui y préside ; malheureusement, à

même raison nous ne donnons pas ici la bibliographie permettant de se documenter à leur sujet.

1. *Ouvr. cité*, p. 2.

2. Charles-Louis DUMAS, *Essais sur la vie, ou analyse raisonnée des facultés vitales* (Montpellier, 1785).

côté de ces considérations, il tombe dans de véritables enfantillages(1) ; son opuscule présente aussi quelques contradictions : défauts excusables dans un travail d'extrême jeunesse (2). Il conclut d'ailleurs que « la vie, proprement dite, n'est point le résultat des forces physiques ou méchaniques » (3). « D'après notre conception, déclare plus tard le professeur Ribes (4), *tout vit* (5) ; mais à des conditions et des degrés variés. » Certes, la conception dont parle Ribes sans s'y appesantir beaucoup, et telle qu'elle se dégage de l'ensemble de son discours, est bien vague, bien peu consistante ; c'est une manière de voir personnelle plutôt qu'une doctrine assise sur des faits solides ; mais Ribes n'avait pas pour l'étayer les résultats étonnants de la physico-chimie contemporaine ; il ne pouvait esquisser une démonstration basée sur les étranges constatations qu'ont faites les modernes au sujet de l'état colloïdal ou de certains cristaux très spéciaux ; la radioactivité lui était inconnue. Il n'en est que plus frappant de retrouver déjà une tendance à relier les faits des deux domaines biologique et physico-chimique chez Ribes, il y a quatre-vingt-cinq ans, chez Dumas, cinquante ans avant Ribes, chez Barthez, il y a près d'un siècle et demi.

1. Tels ses raisonnements sur les cailloux de la Crau.
2. Dumas avait dix-neuf ans lorsqu'il le rédigeait.
3 *Ouvr. cité*, p. 7.
4. F. Ribes, *Doctrine médicale de la Vie Universelle*. Discours (Montpellier-Paris, 1836. Cet ouvrage est distinct de celui précédemment cité, malgré l'analogie des titres). *III. Discours sur la Vie Universelle*, art. 3, p. 98.
5. Ces deux mots sont en italiques dans le texte.

Avouons tout de suite que, quelques raisons, plus fortes, que nous ayons aujourd'hui pour reprendre plus énergiquement la même tendance, nous ne pouvons conclure à la fusion complète des deux domaines, à l'identité de la vie et des modes de l'activité physico-chimique. Un moment on a pu caresser l'illusion qu'on saisirait sous ses yeux le passage de la matière à tort qualifiée d'inanimée à la matière animée proprement dite ; qu'on le provoquerait peut-être et qu'on obtiendrait, par la physico-chimie, sous la forme d'un peu de protoplasma vivant quelques secondes, l'homunculus rêvé par certains Faust médiévaux. On a obtenu des créations offrant de troublantes ressemblances avec les formes vivantes, mais tout s'est borné à ces ressemblances, d'ailleurs remarquables. On a tenté de reprendre les expériences douteuses au cours desquelles Bastian avait cru constater des générations spontanées, et les résultats sont restés négatifs (1). Abandonnant les vases infimes de nos humbles laboratoires, on s'est adressé au laboratoire immense de la planète, à la mer, déjà créatrice de la vie à sa surface ; à la mer puissante et charmeuse, d'où elle naquit jadis, aux premiers temps des âges, ainsi que la Beauté dans le mythe hellénique. On a interrogé le mystère des abîmes insondables, on a

1. Nous devrions dire à peu près négatifs ; mais ceux qui ne le furent point, assez rares d'ailleurs, semblent devoir être mis sur le compte d'imperfections et d'erreurs, comme doivent l'être probablement ceux qu'avait observés BASTIAN. Ils ne permettent pas, en tout cas, une réponse positive. Cf. MAUMUS, *l'Origine de la Vie et les Générations spontanées* (*Revue scientifique*, 12-19-26 août 1916).

scruté la clarté smaragdine des eaux superficielles. Et les abîmes nous ont étonnés par leurs merveilles, mais ont gardé leur secret ; et les eaux superficielles nous ont surpris par la prodigieuse intensité de vie qu'elles protègent, mais ne nous en ont pas dévoilé l'origine.

Entre le monde de l'activité physico-chimique et celui de la vie y a-t-il un seuil franchissable ? La seule chose que nous soyons en droit d'affirmer, c'est que nous ne savons pas le franchir, et que nous ne l'avons même pas vu franchir dans la nature. Ce seuil même, ce point de passage, existe-t-il ? Nous avons plongé nos regards dans l'espace et dans le temps, nous n'avons pas encore pu l'apercevoir (1). Aujourd'hui comme hier les faits connus laissent au contraire toujours béant un hiatus formidable, où peuvent largement trouver place les convictions les plus opposées à cette hypothèse.

Faut-il conclure à la dualité absolue de ces deux modes d'activité, physico-chimique d'une part,

1. « Comment cette flamme mystérieuse qu'on appelle la vie est-elle venue, à un moment donné de l'évolution géologique de notre planète, animer la matière organique inerte et transformer ces composés d'un peu de carbone, d'eau et d'un peu d'azote, en une cellule vivante ou même en un premier granule de protoplasma irritable et mobile ? C'est là une question fondamentale sans doute, mais qui échappe entièrement à la compétence d'un géologue et d'un paléontologiste. On peut même ajouter sans crainte que ce redoutable problème a défié jusqu'ici les efforts de tous les biologistes, malgré quelques audacieuses tentatives de production artificielle de cellules, analogues, morphologiquement du moins, à celles qui constituent les êtres vivants. » Charles DEPÉRET, *les Transformations du Monde animal* (Paris, 1907).

vitale de l'autre ? Loin de là : les faits contemporains tendraient à nous démentir, et cette conclusion serait beaucoup trop prématurément déduite de notre impuissance à saisir le passage de l'un à l'autre. L'apparition de la vie sur le globe pose à l'esprit humain un des problèmes les plus vastes qu'aient envisagé la religion, la philosophie, la science. Mais l'apparition d'une espèce ou d'un groupe — celle, par exemple, des premiers mammifères après le règne monstrueux des sauriens démesurés dont les restes évoquent à nos yeux de terrifiantes et apocalyptiques visions — pose au savant des problèmes moins vastes sans doute, problèmes qui ne sont peut-être pas exactement du même ordre, mais restent comparables dans une certaine mesure. Et, dans nos laboratoires, nous sommes aussi incapables de recréer une espèce, avec de la matière vivante d'une autre espèce, que de créer de la matière vivante avec des corps chimiques. Le dualisme peut ne pas plus exister dans un cas que dans l'autre. Rien ne nous permet de l'affirmer avec certitude ; rien ne nous permet non plus de le nier ; bien des raisons même pourraient tendre à nous faire admettre cet unicisme comme logiquement acceptable.

La plus frappante est l'impossibilité actuelle de trouver un caractère qui différencie nettement les deux grands modes d'activité dont nous constatons les manifestations sur la terre, la disparition, depuis les découvertes (1) qui ont jalonné le dernier quart

1. Il est presque inutile de rappeler ici, parmi les noms de tant d'autres savants qui ont apporté à l'étude des phé-

de siècle (1), de celui qu'on pouvait auparavant
admettre sans discussion comme caractère distinctif.

Un éminent biologiste contemporain, M. Marcel
Mirande, dans une leçon d'ouverture faite en 1909(2),
— leçon au cours de laquelle il donnait pourtant son
adhésion « à la féconde doctrine purement physico-
chimique de la vie » et déclarait : « Les lois physico-
chimiques peuvent diriger les phénomènes de la vie
comme elles dirigent ceux de la matière minérale »,
— opposait encore l' « inertie chimique » et la stabilité de celle-ci, stabilité sur laquelle il insistait à
plusieurs reprises, à la perpétuelle agitation interne
de l'élément vivant, et prononçait ces paroles : « Les
corps minéraux, avons-nous dit, *sont stables*. Or, ce
qui distingue la molécule albuminoïde vivante d'une
molécule minérale, outre sa complexité de structure,
c'est son état d'instabilité... La caractéristique de
la matière vivante est d'être en incessante transformation chimique ; c'est précisément cette instabilité,
ce tourbillon qui constitue la vie. Dès que ce tourbillon, pour une cause quelconque, s'arrête, c'est la

nomènes de la radioactivité une contribution énorme, et
qu'on ne saurait tous mentionner, ceux d'Henri BECQUEREL,
de Pierre CURIE et de Mme CURIE.

1. Les premières découvertes relatives à la radioactivité
remontent en effet à la fin du siècle dernier.

2. Marcel MIRANDE, *la Place de la Plante dans la nature
et l'importance du rôle qu'elle y joue. Leçon d'ouverture du
Cours public de Botanique de l'année 1909-1910, faite le
Jeudi 18 novembre.* (Grenoble 1910). Dans cette leçon le professeur MIRANDE maltraite quelque peu l'idée vitaliste et
l'Ecole de Montpellier. Cela tient en partie, croyons-nous, à
ce qu'il juge en biologiste, et non en médecin. Il y a là une
différence de points de vue à laquelle nous consacrons un
peu plus loin quelques pages.

stabilité, c'est la mort. » Vie et mort : deux choses dont le contraste brutal nous frappe, au moins chez les êtres supérieurs, mais que nous ne savons guère définir convenablement, si ce n'est parfois l'une par l'autre, et par leur opposition même (1). Qu'est-ce que la vie ? qu'est-ce que la mort ? ce problème éternel n'a jamais été résolu de manière satisfaisante. Le critérium qui vient de nous être proposé, la définition qu'impliquerait le passage que nous venons de citer, peuvent-ils être conservés ? Nous ne le pensons pas. Ils ne permettent pas en tout cas la démarcation entre la matière vivante et la matière minérale ; un examen tant soit peu attentif nous amène au contraire, si nous fondons sur eux la définition du terme *vie*, à étendre l'idée de vie à cette matière minérale.

La vie de la matière inerte (2), peut-être pressentie par les plus grands des alchimistes, ne nous paraît plus aujourd'hui paradoxale et inadmissible. Si nous admettons la stabilité et l'état d'inertie chimique comme indispensables pour qualifier une matière de non-vivante, nous sommes tenus de parler, comme le font du reste chaque jour les chimistes, de *vie* du radium, ou plus généralement des corps radioactifs. Nous en connaissons actuellement

---

1. La vie, a dit BICHAT, est l'ensemble des fonctions qui résistent à la mort ; cette définition qui fait de la vie une action et une lutte constante contre des causes qui la menacent continuellement est de ce fait très intéressante et très vraie ; mais il est à peine besoin de signaler son insuffisance logique. On pourrait d'ailleurs en formuler d'à peu près opposées, au moins en apparence.

2. Ou du moins considérée comme telle.

trois familles, qu'on peut réduire à deux (et qu'on fusionnera peut-être en une seule) ; leurs divers membres ont une longévité extrêmement variable : quelques minutes ou même, dans quelques cas, d'infimes fractions de seconde (radium A, radium B ; actinium A), quelques jours, quelques semaines ou quelques mois (émanation du radium, radium E, polonium), quelques dizaines d'années (radium D), quelques siècles (radium proprement dit), quelques dizaines de millions de siècles (uranium) ; encore cette durée est-elle probablement infiniment brève en regard de certaines autres dont nous allons dire quelques mots.

Dans chaque famille, la transmutation s'effectue suivant des règles très curieuses, en partant d'un élément de poids atomique fort lourd, qui par désintégration engendre un corps de poids atomique moindre. L'atome de celui-ci, à son tour, par perte de particules spéciales, engendre un atome plus léger, et ainsi de suite, jusqu'à un terme *final, stable, non radioactif*. Disons immédiatement que ces trois qualités restent à discuter et que nous allons précisément tout à l'heure accorder à cette réserve quelques mots très brefs.

Une part des transformations chimiques de la vie de l'homme et des animaux supérieurs consistant en la désintégration, par stades successifs, de composés de poids moléculaire énorme, on peut, avec M. Albert Robin, noter la ressemblance remarquable des deux ordres de transformations. Simple comparaison sans doute, mais qui ne laisse pas d'être impressionnante.

Ajoutons que la vie est surtout une dépense d'énergie, dont la source est au moins en partie dans ces désintégrations ; d'autre part la désintégration des métaux-chefs des groupes radioactifs et de leurs descendants s'accompagne, comme chacun sait, de la libération de doses formidables d'énergie sous des formes diverses (1).

Pourtant il était presque légitime il y a quelques années de considérer la matière minérale comme stable, et les corps radioactifs comme absolument exceptionnels. Nous n'en sommes plus là ; la radioactivité reste cependant, en fait, le privilège d'un petit nombre de corps. Mais on tend de plus en plus à admettre comme très probable, et cela pour plusieurs raisons d'ordre chimique, que ce privilège

1. Doses d'énergie que nous saurions utiliser parfois mais dont nous sommes incapables de provoquer la libération à notre gré, ne sachant pas actuellement influer sur la vitesse de désintégration de l'atome. Cf. à ce sujet, parmi les articles qui ne s'adressent pas exclusivement aux spécialistes, un, tout récent de M. Soddy, professeur à l'Université d'Aberdeen, *la Radioactivité et l'évolution du monde* (*Revue scientifique*, 20-27 septembre 1919) notamment le paragraphe 4 : *L'énergie utile et l'inutile.* (Cet article, à côté de la partie radiologique, contient des aperçus de théories géologiques assez contestées et même des considérations de pure imagination ; mais la démarcation est assez nette.) On peut en rapprocher une conférence antérieure, beaucoup plus spécialement chimique, du même auteur : *la Complexité des Eléments chimiques* (conférence du 18 mai 1917, dont la traduction par M. Boutaric a paru dans la *Revue scientifique* des 2-9 novembre 1918) ; indiquons en passant que certaines des considérations de l'auteur sur le plomb, terme ultime (jusqu'à présent) d'une ou peut-être de *deux* familles radioactives, se trouvent complétées par les travaux de M. Curie, de Montpellier, frère de Pierre Curie, sur *les* poids atomiques du plomb.

est plus apparent que réel. Tous les corps pourraient rayonner ainsi de l'énergie, mais seuls les corps à l'heure actuelle reconnus radioactifs « la libèrent avec une vitesse perceptible » (1). Il semblerait admissible que cette propriété, que le radium nous a le premier révélée, puisse appartenir « à un degré plus ou moins élevé à tous les éléments » (2).

Laissant de côté les corps de chaque famille dont la vie est si brève que leur existence n'a pu être connue que lorsqu'on a possédé et étudié leurs ascendants au laboratoire, nous pouvons, à l'opposé, conclure que c'est parce que sa vie est très longue qu'un corps comme l'uranium n'a pas, pendant longtemps, été connu comme radioactif ; mieux : qu'on l'a longtemps connu et étudié sans soupçonner l'existence de la radioactivité. L'uranium se désintègre avec une lenteur extrême ; il *s'use* peu, *se dépense* peu si nous nous permettons, par comparaison, les termes vulgaires, voire triviaux, employés couramment au sujet de la dépense de l'activité humaine. Il vit d'une *vie trop ralentie* pour que l'énergie qu'il émet ait attiré l'attention (bien qu'il en émette beaucoup plus, pour se transformer en radium, que celui-ci pour se transformer en émanation). C'est une *même* raison : la vitesse plus ou moins grande de transformation, qui fait : que la radioactivité de l'uranium a été longtemps ignorée (3) ; que ce métal est beaucoup moins rare que le

1. Soddy, *art. cité* (de septembre 1919).
2. Cf. dans la même article, le paragraphe 4 intitulé : *l'Énergie interne de toute matière.*
3. Encore ce que l'on considère le plus souvent comme

radium et connu depuis plus longtemps ; que le radium est très rare ; que sa radioactivité est apparue immédiatement. On conçoit que si le plomb, l'or, etc. subissent une transmutation accompagnée d'émission d'énergie, mais *avec une lenteur extrême par rapport à l'uranium*, elle puisse échapper complètement à nos moyens d'investigation. Il pourrait donc n'y avoir pas immutabilité, mais transmutation très lente (1). Les physiciens paraissent tendre assez volontiers vers cette conception, que seule la lenteur de la mutation serait cause de cette immutabilité apparente, tout comme l'extrême lenteur d'un mouvement angulaire, imperceptible même pour nos instruments de mesure, donne l'illusion de l'immobilité.

Nous n'oserions donc plus aujourd'hui parler d'inertie chimique ni affirmer la stabilité de la matière minérale. Loin de là : si nous ne sommes pas en droit non plus d'affirmer que la matière se désintègre sans cesse, nous inclinons de plus en plus à le croire (2). Ainsi nous échappe le principal caractère

propriété radioactive de l'uranium n'est-il pas dû à sa radioactivité *propre*.

1. « Il est naturel de penser que la radioactivité est une propriété générale de la matière. Il est bien probable que toute matière subit une évolution, mais que la lenteur des transformations nous donne l'illusion de la stabilité... Nous sommes certains que la matière n'est pas immuable » (Jean BECQUEREL). M. NOGIER, professeur à la Faculté de Médecine de Lyon, dit aussi du plomb : « c'est l'atome radium arrivé à un état de stabilité *tel que les modifications intraatomiques échappent à nos procédés d'investigation* ».

2. Certains physiciens, au moins amateurs, ont voulu considérer, sans que nous connaissions la valeur de leurs arguments, toute émission cathodique comme correspon-

capable de différencier la matière vivante de la matière minérale : celle-ci pouvant être en état perpétuel de transformation chimique accompagnée d'émission d'énergie. La cloison étanche qui séparait les deux ordres de faits : physico-chimiques d'un côté, biologiques de l'autre n'a pas encore cédé, mais menace de céder. La disparition, d'une part, du caractère distinctif important dont nous venons de parler — nous avons le droit de dire disparition : car l'état de perpétuel devenir, l'émission continuelle

dant à une désintégration atomique. Il est par contre certain que des métaux de poids atomique bien inférieur à celui des corps radioactifs émettent des radiations spéciales sous des influences diverses, celle de la lumière en premier lieu, radiations qui sont même utilisées, par exemple pour la photométrie (Cf. M. Moyr, *Application de la Photométrie photo-électrique à l'Astronomie, Revue des Sciences pures et appliquées*, 15 octobre 1919). Dans ces deux cas, il est discutable qu'il y ait véritable désintégration de la matière. On ne saurait d'ailleurs l'examiner sans soulever ce problème : *Qu'est-ce que la matière ?* ce qui nous entrainerait trop loin. *Une part* des émissions des corps radioactifs (celle des particules α), résulte au contraire *incontestablement* d'une désintégration atomique ; c'est la seule dont nous avons cru devoir parler. Rappelons qu'à l'inverse des radiations précédentes, elle est *spontanée* et indifférente (en l'état actuel de nos connaissances) à tout excitant extérieur ; il semble qu'elle nous montre l'atome comme un monde absolument clos, revêtu d'une armure infrangible contre laquelle tous nos efforts seraient vains, cet atome invulnérable ne se brisant, *de lui-même,* que dans le cas unique de cette émission. Signalons cependant qu'on a pu, dès 1886, se poser la question, assez voisine, de dissociations possibles de l'atome dans les gaz à très haute température (Armand GAUTIER), mais sans qu'on l'ait encore résolue.

Voir sur ces questions, comme ouvrage accessible aux non-spécialistes, GUILLEMINOT, *les Nouveaux horizons de la Science*, Paris, 1913 (t. II, L. III, Chap. V)

d'énergie, hypothétiques en ce qui concerne la matière en général, sont certains pour quelques groupes de corps — ; les propriétés étonnantes constatées, d'autre part, dans quelques états physiques très spéciaux sur lesquels nous ne nous étendrons pas ici (1) permettent de se demander si la vie ne pourrait se réduire à un jeu de forces purement physico-chimiques(2), ce qui effacerait toute démarcation nette : si les deux types de dynamisme qui se sont manifestés depuis les premières étapes du refroidissement de la planète ne se ramènent pas à un seul. Mais nous ne voulons pas prolonger l'examen d'une

1. La vie, — nous voulons parler ici de la vie proprement dite, de celle des êtres dits vivants, — nécessite des échanges continuels de liquides ; mais il n'y a pas là un caractère suffisant pour la différencier de certains modes d'activité physico-chimique. Sur ces modes d'activité, sur les états physiques très spéciaux dont nous parlons, sur les phénomènes d'osmose, les propriétés des membranes, les cristaux mous, etc., voir GUILLEMINOT, *ouvrage cité*, t. III. — Les phénomènes de la vie et de la sénescence des colloïdes ; tous ceux de l'*arrangement* micellaire — nous dirions volontiers la *structure*, mais le mot paraîtrait bizarre pour des liquides — n'ont cessé, depuis la parution de cet ouvrage, de préoccuper ceux qui recherchent dans l'observation des faits physico-chimiques les lois de la vie ; ils inspiraient encore il y a quelques jours à peine un travail important de M. Auguste LUMIÈRE. D'autre part les recherches de ZWAARDEMAKER sembleraient devoir faire attribuer le rôle primordial, dans bien des faits vitaux, à des phénomènes de radioactivité, réductibles probablement en dernière analyse à des actions électriques. Ce sont ces deux ordres de propriétés : celles des colloïdaux et la radioactivité, auxquels se rapportent en effet tous les travaux contemporains sur la question qui nous occupe.

2. Pour notre part, il nous semblerait au moins prématuré de l'affirmer. — Voir à ce sujet la note complémentaire sur la vie et les modes de l'activité physico-chimique.

question qui nous semble *à peu près complètement étrangère* aux préoccupations du médecin *vitaliste.*

Pour beaucoup le vitalisme n'aurait de sens que si l'on admettait qu'entre cette « entité dynamique particulière — la vie » et « cette autre entité dynamique qui cause les architectures cristallines (1) » ou les diverses variétés d'activité constatables dans les corps chimiques, il y a dualisme véritable. Quelle que soit l'opinion qu'on professe à ce sujet (et l'on peut parler d'*opinion* puisqu'il n'y a pas absolue certitude scientifique) cette opinion reste indifférente quand on étudie les manifestations de la vie chez l'homme à l'état de santé ou de maladie, et quand cette étude nous amène à accorder une grande importance aux réactions de l'organisme vivant, à la mettre à la base de nos conceptions de pathologie et de thérapeutique générales. Nous croyons volontiers à la possibilité logique d'une conception vitaliste n'impliquant nullement la nécessité d'un credo dualiste, l'affirmation *a priori* que les phénomènes vitaux seront toujours irréductibles aux phénomènes physico-chimiques. Nous pouvons même conserver le mot, — ce n'est qu'un détail secondaire, — de *principe vital*, en désignant par là l'inconnu, — fût-il seulement le résultat d'une effrayante com-

1. Ces deux expressions sont empruntées à Stanislas MEU-NIER, *les Convulsions de l'Ecorce terrestre* (Paris, 1910). Notons en passant que quelques opinions astronomiques ou géologiques exprimées en cet ouvrage nous paraissent contestables, malgré l'autorité considérable qui s'attache au nom d'un tel maître; ce n'est qu'incidemment du reste que nous le citons.

2. Voir la note complémentaire sur la vie.

plexité (1), — qui différencie à nos yeux, de façon apparente, les êtres vivants, plus particulièrement les êtres supérieurs, des corps non-vivants.

N'oublions pas que l'être protoplasmique le plus simple n'offre aucune ressemblance, dans son activité *vivante*, avec un corps chimique. La cellule est un monde d'une merveilleuse organisation intérieure, où on saisit de multiples spécialisations de protoplasmas différents, diversement hiérarchisés, concourant à des fonctions d'une déconcertante complexité : cette spécialisation, cette complexité, cette *hiérarchisation* suffiraient déjà à faire admettre qu'on est en présence d'un type nouveau d'activité, ayant des lois qu'on peut considérer comme lui étant propres et susceptibles d'être étudiées d'une façon distincte ; à autoriser l'emploi des termes : caractères vitaux, principe vital, forces vitales. Cette complexité, — et nous sommes contraints de répéter souvent le terme, revenant sans cesse sur l'idée, — cette hiérarchisation, ces spécialisations, cette multiplicité des fonctions, nous les retrouverons sans cesse accrues dans la série animale (1) : à tel point que l'être vivant supérieur ne semble plus rappeler en rien l'amibe, et que celui-ci paraîtrait simple et un en regard de l'organisme d'un mammifère. Mais dans l'ascension lente de cette échelle, peu à peu une lueur nouvelle aux clartés immatérielles est

---

1. M. le Dr Stephen CHAUVET insistait récemment sur le mystère déconcertant de certains faits vitaux, notamment sur le «dynamisme inconcevable» qui se manifeste dans le travail intime des métamorphoses de certains insectes.

apparue ; le rayonnement du psychisme illumine la vie, dans ses formes supérieures, d'un magique éclat, la dore de nuances inattendues. Que dirons-nous de l'Homme ? Comme médecins, c'est lui dont nous nous occupons presque uniquement (1) ; Barthez, le fondateur du vitalisme montpelliérain, ne proclamait-il pas dès le titre même de son principal ouvrage doctrinal que la science dont il s'occupait et dont nous nous occupons tous les jours est la *Science de l'Homme* ? Et, comme si sa pensée avait inspiré l'artiste qui a coulé ses traits dans le bronze, son image, dès l'entrée de l'Ecole qu'il illustra, désigne encore ces mots : Science de l'Homme.

Nous sommes médecins, et non biologistes. N'opposons pas trop ces termes et souhaitons au contraire que tout médecin soit doublé d'un biologiste. Mais ie médecin ne sera pas au même instant biologiste et clinicien. Nous parlons ici en clinicien et non en biologiste. Ce que nous voulons exprimer surtout, en ces pages, n'est pas ce que nous pouvons penser, dans le silence du cabinet ou du laboratoire, le jour où nous réfléchissons au problème de la Vie, mais simplement ce que nous admettons, au lit du malade, à l'heure où seules l'évolution de sa maladie et sa guérison nous importent. Ce que nous avons cité de Barthez laisse supposer qu'il ne concevait

---

1. Nous disons *presque,* parce que l'animal supérieur intéresse le médecin à divers points de vue : par ses maladies, dont certaines sont transmissibles à l'homme ; par ses réactions analogues contre l'atteinte infectieuse, dont l'intérêt théorique se double de corollaires pratiques importants (sérothérapie), etc.

peut-être pas son vitalisme comme basé sur un dualisme absolu. Que le biologiste aille plus loin encore, et se refuse parfois à se satisfaire d'explications *vitalistes*, c'est son droit ; et sans doute aurait-il tort de raisonner autrement : pour *expliquer* les phénomènes de *la vie*, une *explication vitaliste* serait entachée, de toute évidence, d'une fâcheuse pétition de principes.

Nous ne contestons pas l'excellence de ce point de vue, le nôtre n'est pas moins bon, croyons-nous : ils sont différents. La vie, fût-elle réductible à des lois physico-chimiques, est, surtout dans ses formes supérieures, surtout dans un agrégat tel que l'agrégat humain, une surprenante et merveilleuse synergie qui ne les rappelle en rien au premier abord. Il y a là, si l'on nous permet d'exprimer notre pensée, très mal et de manière un peu choquante, à l'aide de comparaisons médiocres empruntées à la *statique*, à l'équilibre des choses immobiles, un édifice prodigieusement complexe et délicat, non de matériaux sans mouvement, mais de forces, et de forces en pleine action, réalisant par l'architecture intime de leurs dynamismes composés des résultantes inattendues, extraordinaires dans leurs effets. Cette synergie qui marque l'existence des êtres supérieurs et de l'homme d'un cachet si spécial ; cette association de forces agissantes qu'un choc un peu brutal suffit à démolir, à dissocier à jamais ; ce miracle continu, intime et profond, qui nous a laissé rêveur devant l'abîme qui sépare l'être sentant, voulant, aimant, pensant, agissant physiquement et psychiquement, de celui que, peu de secondes après, nous voyions

étendu, immobile à nos pieds, saisi par le grand
calme de l'au-delà, parce que la mort avait passé
sous la forme d'une masse minuscule douée de quelque vitesse ; cette vie, dont la cessation brutale
nous montre tout au moins, dans son inconnu formidable, que, fût elle un simple jeu de forces physiques, le mystérieux et frêle agencement de ces forces
en fait une « entité dynamique » comparable à rien
autre, et que rien ne rappelle plus lorsqu'il a cessé
d'unir harmonieusement l'action des énergies com-
posantes : cette sublime *harmonie d'énergies,* qu'un
jour peut-être la science dissociera en ses éléments,
y retrouvant la combinaison effroyablement compliquée de forces déjà connues, il nous suffit de la saisir dans la richesse de son active et féconde synthèse : qu'on la réduise ou non aux phénomènes de
la physico-chimie, elle est. Et lorsqu'un être vivant
entre dans ce mode particulier de la vie qu'on dit
pathologique, dans cette période d'existence anormale, inhabituelle qu'on nomme maladie, concevrait-
on que cette synergie étonnante n'intervienne pas,
que nous puissions la regarder comme inexistante,
et, auprès de l'être ainsi atteint, ne pas tenir compte,
avant tout, des *forces vitales,* des *réactions propres
à l'organisme vivant ?*

Le vitalisme purement scientifique peut être autre
chose que le vitalisme médical. Nous faisons de la
médecine humaine : et au point de vue de la médecine humaine, il nous suffit d'appeler l'attention sur
la distance gigantesque qui sépare de la matière
inerte l'organisme de l'homme vivant, de l'indifférente passivité de la paroi des vases d'expériences

les réactions si complexes, si riches, de cet organisme ; sur l'erreur colossale qu'il y aurait à raisonner
in vivo comme *in vitro* ; sur le fait que dans la maladie on ne doit pas croire agir contre la « cause morbifique », — hier miasme, aujourd'hui microbe, —
comme on le ferait dans un tube à essai, mais envisager surtout l'activité propre de l'organisme malade,
son pouvoir varié de défense, de lutte, ses réactions
médicatrices, les aider ou les modérer ; il nous suffit
d'appeler l'attention sur tous ces ordres de faits pour
que nous pensions avoir le droit de nous réclamer
des conceptions vitalistes et même de la tradition
montpelliéraine ; car ce n'est pas perdre la qualité
d'héritier d'un fonds que de le transformer et de le
moderniser. Le vitalisme, écrivions-nous il y a onze
ans, est né de l'observation au lit du malade (1).
C'est de ce vitalisme-là seul que nous nous récla-
mons, et que nous nous occuperons par la suite.
Quand le médecin est appelé auprès de l'homme aux
prises avec les infiniment petits malfaisants, qu'il
fonde des espérances sur la défense naturelle si
multiple, si variée, notamment sur la défense cellulaire proprement dite et sur la défense humorale,
qu'il base une méthode thérapeutique sur l'imitation
des « mouvements naturels », comme auraient dit
nos prédécesseurs, par exemple excitation des excrétions, entraîneuses de produits toxiques ou même
d'agents infectieux, qu'il conclut à l'utilité de tel ou
tel médicament en raison de propriétés pharmacodynamiques, très différentes dans bien des cas d'une

1. *E. E. M.*, p. 27.

valeur antiseptique *in vitro*, qu'il agit ainsi, *comme clinicien*, en *vitaliste*, qu'on vienne lui dire à ce moment que toutes les lois biologiques se réduisent aux lois physico-chimiques, que la Vie présente une échelle continue des formes protoplasmiques les plus humbles, les moins différenciées, aux êtres les plus élevés dans la série, et qu'entre ces formes protoplasmiques et certaines formes cristallines ou certains états colloïdaux de la matière considérée comme inerte il y a de telles analogies qu'on peut voir là les manifestations d'un seul et même dynamisme, voilà, en vérité, ce qui l'indifférera profondément et n'aura point de risques d'influer sur sa conduite. Il continuera à penser que pour être utile à son malade il ne saurait faire mieux que de songer sans cesse au caractère spécial que confère la vie à tout ce qui touche son organisme, aux forces vitales en lutte contre l'agent ennemi.

L'expression de forces vitales nous paraît devoir être conservée. Sans rien préjuger sur leur nature profonde, et sur la question de savoir si elles sont ou non distinctes des forces en jeu dans la matière inerte, si la matière en apparence brute n'offre pas des caractères comparables à ceux de la vie, nous pouvons affirmer qu'il y a, dans tout être vivant, des forces qui contribuent à assurer son existence, à intensifier souvent sa *vitalité*, à le défendre non seulement contre toute cause pathogène, mais aussi contre tout ce qui pourrait altérer son moi physiologique, tendre à lui faire perdre ses caractères spécifiques. On pourrait reprendre dans ce domaine particulier la parole du philosophe anglais : « Tout être tend à persévérer dans son être. » Nous, qui nous occupons principalement de l'homme à l'état pathologique, nous constatons l'existence de ces forces qui, en cet état, concourent à son retour à la santé, et leur valeur médicatrice ; comme thérapeutes, nous sommes souvent amenés à conclure que nous devons nous adresser à elles, solliciter leur action, les seconder, les favoriser, exceptionnellement les modérer, toujours compter avec elles. Remplissant ce rôle, et songeant sans cesse à ces forces vitales, nous répétons que nous ne nous occupons nullement de leur nature intime, mais seulement de leurs effets, et que nous ne nous posons aucun problème spéculatif : nous constatons seulement leur existence et reconnaissons leur importance à l'état de santé et à l'état de maladie (1). En raisonnant, en agissant ainsi, nous sommes, croyons-nous, parfaitement *vitalistes*.

L'intérêt de la conception vitaliste en médecine et son indépendance du problème même du dualisme de la Vie et de l'activité physico-chimique apparaissent de façon plus nette, et en quelque sorte plus concrète, dans ses corollaires pratiques. Nous avons déjà été amené à signaler quelques-uns des principaux : activité de l'être vivant, dans la lutte contre une attaque ennemie ; synergie de l'unité vivante qu'est l'organisme humain, synergie qui conférera à cette lutte un caractère total, intéressant l'indi-

---

1. Certains maîtres de la médecine d'hier concevaient même le rôle du thérapeute comme subordonné à leur action, ce qui était excessif.

vidu entier ; action particulière des médicaments qui s'adressent à cet organisme et dont le pouvoir pharmacodynamique pourra être très différent d'une activité chimique constatée *in vitro* ; ajoutons que la thérapeutique, souvent inspirée de l'imitation des mouvements naturels, devra souvent se diriger d'après des méthodes moins simples, basées sur une analyse où nous devrons tenir compte d'un très grand nombre d'*éléments*, dont plusieurs tirés du malade lui-même, de facteurs qui lui sont propres. Ainsi donc, les conceptions sur la défense naturelle, sur la *nature médicatrice* ; les conceptions sur la *généralité des maladies* ; les conceptions thérapeutiques et pharmacologiques de l'École montpelliéraine se déduisent logiquement de l'idée-mère : la conception vitaliste ; elles n'en sont même que des chapitres particuliers. Nous allons maintenant en dire quelques mots, ce qui nous amènera à effleurer quelques questions accessoires, notamment sur l'intérêt de certains facteurs étiologiques un peu dédaignés aujourd'hui.

DEUXIÈME PARTIE

CONSIDÉRATIONS SUR LES CAUSES ET LES CARACTÈRES DE QUELQUES ÉTATS MORBIDES

CHAPITRE PREMIER

GÉNÉRALITÉ ET SPÉCIFICITÉ

De nos jours encore, certains auteurs religieux se rapprochent par quelques côtés des conceptions animistes de l'ancienne école de Stahl. Nous avons pu voir l'un d'eux admettre l'existence de « principes vitaux » qu'il définissait des « sortes d'âmes (*sic*) particulières à chaque vivant » (1). Mais lorsqu'il voulait développer sa pensée, il déclarait que ces inconnus étaient « comme le centre, la vis d'assemblage et le ressort propulseur d'un groupe de mécanismes vitaux. » Sans discuter ici l'imprécision persistante d'une définition de ce genre (au surplus

1. J. de TONQUÉDEC, *Une preuve facile de l'existence de Dieu.* (*Revue pratique d'Apologétique*, 1ᵉʳ novembre 1917.)

étrangère aux préoccupations de l'auteur, ces considérations ne venant sous sa plume que tout à fait incidemment), nous reconnaîtrons qu'il s'en dégage, malgré la tendance animiste qui la caractérise, une idée essentielle, identique à celle que nous exprimions ; c'est qu'on retrouve dans l'organisme des êtres vivants supérieurs, de quelque nom qu'on veuille l'appeler, un synergisme constant ; que l'on constate un lien de solidarité intime et permanent entre les parties d'un même être. Cette solidarité, nous la constaterons à l'état de santé et à l'état de maladie. L'organisme supérieur, l'organisme de l'homme en particulier, est un tout *un* ; en maintes circonstances, nous constaterons la *prédominance essentielle de l'unité vitale*. « *Tout concourt, tout consent, tout conspire dans le corps vivant* », c'était une des maximes fondamentales de Montpellier. En présence d'une atteinte *locale*, l'organisme est une unité qui prendra tout entière part à la lutte. Trop facile vraiment, et un peu rebattue, serait la comparaison avec une nation attaquée sur un point mais qui, parce qu'elle constitue une unité sociale, résiste dans son ensemble, au lieu de laisser seules les populations des régions immédiatement menacées résister par leurs propres moyens ; qui, malgré la diversité des éléments qui la composent, leurs spécialisations et leurs aptitudes différentes à collaborer à la vie collective en temps normal et à contribuer, à l'occasion, à la défense, a un gouvernement unique, lequel dispose de réseaux télégraphiques lui permettant de faire connaître avec la plus grande rapidité, aux endroits les plus éloignés de la région menacée, l'attaque ennemie et les ordres de mobilisation ; qui a des routes et des chemins de fer pour effectuer la concentration des troupes appelées à la défense, comme aussi, en cas de désastre, pour véhiculer l'ennemi, devenu son maître, en tous les points de son territoire ; — ce tableau guerrier évoquant l'idée de centres nerveux et de nerfs contribuant à solidariser le *tout* à l'occasion de la lésion de la *partie* ; de migration leucocytaire ; de mobilisation intérieure d'éléments continuant à assurer la vie générale, et, pour certains, préparant des matériaux défensifs ; de torrent circulatoire pouvant, dès que la barrière opposée à l'envahisseur microbien cédera, le véhiculer sur tous les points de l'organisme. Toutefois la comparaison commencerait ici à être défectueuse, car la phase de l'invasion totale n'est pas toujours le désastre ultime ; la présence d'agents infectieux circulant dans le sang des malades est habituelle, constante, dans l'évolution de certaines maladies, même quand la terminaison doit être favorable. C'est précisément là un des faits qui ont le mieux confirmé la justesse des idées montpelliéraines sur la *généralité* des maladies.

Pourrions-nous en donner un exemple plus caractéristique que celui de la typhoïde, dont une discussion particulière nous a déjà amené à parler avec quelques détails ? (1) Nous en rapprocherons les

---

1. « C'est d'après des idées exclusives », disait encore BÉRARD, résumant presque l'essentiel de ce que nous avons cité dans l'Introduction, « que certains auteurs n'ont vu dans les fièvres typhoïdes que des encéphalites ou des gastro-entérites ».

controverses sur la pneumonie et la conception
développée à son sujet par Landouzy — trop tôt
disparu — par Joltrain, Lemierre et Abrami (1) ;
les constatations, maintes fois faites, de la présence
dans le sang, au cours des maladies qu'ils pro-
voquent, de toutes sortes d'agents pathogènes (2) :

1. LANDOUZY, *Pneumococcie*, in *Traité de Médecine et de
Thérapeutique* BROUARDEL et GILBERT, fasc. X, p. 101 ;
LEMIERRE, ABRAMI et JOLTRAIN, *Pneumococcémies avec loca-
lisations pulmonaires tardives* (*Gazette des Hôpitaux*, 29 septembre 1908) ; E. JOLTRAIN, *thèse citée*.

Cette conception a, postérieurement à ces dates, reçu de
diverses observations cliniques de très importantes confir-
mations. Notons aussi, pour être tout à fait impartial, que
COTONI (*Annales de l'Institut Pasteur*, 1913, p. 289-293) l'a
combattue énergiquement. Son étude est basée sur des
recherches bactériologiques très approfondies; en voici les
conclusions : « *Bactériologiquement*, il n'y a pas de septicémie chez les malades atteints de pneumonie (du moins
nous n'en avons jamais observé)... *Cliniquement*, la pneumonie reste le type de la maladie locale et non de l'affection
totius substantiæ. » — La présence des pneumocoques en
quelque quantité dans le sang circulant révélerait, soit une
virulence exaltée de l'agent pathogène, soit, *le plus souvent*,
un fléchissement de la résistance de l'organisme, soit les
deux ; d'où possibilité de foyers métastatiques comme *complication* de ces cas. Elle garderait un caractère un peu
exceptionnel.

L'opposition est grande comme l'on voit. Mais les arguments développés dans l'article de JOLTRAIN et de ses colla-
borateurs ainsi que dans la remarquable thèse inaugurale
de JOLTRAIN, à l'appui de la conception contraire, ne sont
pas moins probants et nous permettent de la tenir pour
vraie, au moins dans un certain nombre de cas, — peut-être
un grand nombre. Au point de vue thérapeutique, il y a
lieu d'envisager la pneumonie *à la fois* comme maladie
générale et comme maladie dans laquelle la *localisation*
d'organe est très importante. Nous en redirons quelques
mots plus loin.

2. Cf. JOLTRAIN, *thèse citée* (Introduction).

bactéries, protozoaires, et même, du moins dans certains cas, champignons.

Les maîtres de l'Ecole de Montpellier voyaient toujours, dans les grands états infectieux, une affection générale du système vivant ; même, allant plus loin, ils proclamaient qu' « il n'y a pas à la rigueur de maladie purement locale » (1) et leurs grands chirurgiens, profondément médecins, les Delpech, les Estor, étendaient cette conception jusqu'à la pathologie chirurgicale (2).

L'*organicisme*, doctrine opposée, qui faisait du *local* quelque chose de plus important que le *général*, qui attachait à la *lésion* plus d'intérêt qu'à l'atteinte *totale* et à la réaction synergique d'un organisme *un*, malgré quelques rares velléités de retours offensifs, est aujourd'hui tombé dans l'oubli. Le *siège* du mal, l'anatomie pathologique étaient pour tout organicien la préoccupation prépondé-

1. Estor, *De l'application de l'analyse clinique à la pathologie chirurgicale*.(Montpellier-Paris, 1856). La formule entre guillemets est le titre d'une subdivision de l'ouvrage. On voit, — qu'on nous pardonne d'y revenir, — combien c'est ignorer les Montpelliérains et leur clairvoyance — (nous serions presque tenté de la qualifier de prophétique) — qu'écrire : « Depuis qu'au cours de la méningite cérébrospinale le méningocoque, poursuivi à travers l'organisme, a été trouvé dans le rhino-pharynx avant, pendant et après la maladie, *l'infection a cessé à nos yeux* d'être enfermée dans la boîte craniorachidienne »(Widal, *loc. cit.*) Aux yeux des Montpelliérains, une infection n'a jamais été enfermée dans une boîte osseuse ou dans un organe quelconque.

2. Nous passons ici très brièvement sur l'importance de cette conception dans les doctrines de l'Ecole de Montpellier et sur les arguments qui peuvent la servir, ayant déjà traité cette question dans *E. E. M.*, notamment dans les chapitres des *Infections* et des *Traumatismes*.

rante, parfois exclusive. Déchus de ce haut rang chez les Montpelliérains, ils cédaient la première place, au point de vue de la conception de la maladie et des indications thérapeutiques, à la *nature* du mal.

Nous venons de parler d'indications. C'est qu'en effet ces idées doctrinales sur la conception de la maladie ne restent pas purement théoriques ; qu'elles ont des corollaires pratiques immédiats : que de la manière de comprendre la maladie découle celle de la traiter. Nous reviendrons plus loin sur ces conséquences thérapeutiques.

Ce qui fait la différence des maladies, c'est principalement, disaient les Montpelliérains, une différence de *cause*. Il y a, pour les diverses maladies, une cause particulière à chacune d'elles, *spécifique* ; leur *nature* n'est pas la même. La *spécificité morbide*, qui fut l'un des articles les plus importants de la doctrine de Montpellier, et l'un des plus ardemment défendus par tous les maîtres de son Ecole, a pris aujourd'hui pour nous, modernes, au moins dans les maladies infectieuses, un sens très précis : la « cause morbifique » de jadis est devenue un être concret ; le miasme inconnu, inaccessible aux moyens d'investigations de nos pères est devenu l'algue minuscule que la lentille du microscope nous montre, une fois mise en évidence par réactifs et colorants appropriés, surprise sur les lieux mêmes où elle accomplissait sa nuisible besogne, immobilisée, *fixée* dans ses formes diverses, arrondies ou allongées, ses groupements ou sa solitude.

Mais si nous n'avons guère de mérite aujourd'hui à penser qu'entre deux affections distinctes il y a une

différence de *nature*, nos pères faisaient preuve
d'une merveilleuse sagacité en arrivant à le conclure
de la seule observation clinique (1), alors que tant
d'autres écoles interprétaient autrement les différences de caractères des étals morbides (2). Chaque
affection était causée, pour les vieux Montpelliérains
comme pour nous, par un agent *spécifique* ; seulement cet agent, qu'ils appelaient le plus souvent
miasme, était conçu comme un poison véritable (3);

1. Ne voulant pas reproduire ici une deuxième fois des
passages que nous avons déjà cités ailleurs, nous nous contenterons de renvoyer à quelques lignes de BÉRARD (toujours relatives à l'exemple cité des fièvres typhoïdes, mais
ayant trait cette fois non à leur *généralité*, mais à la spécificité de leur miasme ; citées p. 37 de *E. E. M.*) et d'ALQUIÉ
(relatives à la nature des maladies ; extrait très intéressant
montrant comment la clinique arrive à la notion de nature
et de différence de nature des maladies, *alors que cette
nature est encore un inconnu*, c'est ALQUIÉ lui-même qui le
déclare : cf. p. 45-46 de *E. E. M.*). Rappelons que la spécificité morbide trouva à Paris un défenseur de génie : TROUS-
SEAU. Tout le chapitre XI de la Clinique médicale de
l'Hôtel-Dieu de Paris (Paris, 1861), auquel nous avons emprunté un exemple que nous avons donné à la suite de la
citation précédente (*E. E. M.*, p. 48) doit être lu en entier,
et l'on regrette de ne pouvoir le citer totalement, « tant on
est conquis, écrivions-nous, par la clarté de l'exposition, la
merveilleuse simplicité du raisonnement ».
2. Par exemple en n'y voyant que des degrés différents
d'*irritation*, de *stimulus*, etc.
3. Nous avons vu affirmer qu'Armand GAUTIER aurait été
le premier à déclarer, en 1883, que la maladie est une intoxication. Sans discuter cette assertion (en grande partie vraie,
mais qui demande à n'être pas prise trop à la lettre, comme
montrant la maladie sous un aspect un peu trop simple)
notons qu'il y a là une idée bien antérieure à Armand GAU-
TIER, au moins à Montpellier ; nous revendiquons plus loin
pour l'illustre savant la paternité de conceptions qu'on lui
a empruntées volontiers ; mais nous croyons devoir, inver-

en étudiant ses manifestations et ses effets, ils arrivaient à reconnaître la plupart des propriétés que nous attribuons, soit aux microbes, soit à leurs toxines (1).

Les Montpelliérains étendaient du reste bien au delà de la maladie infectieuse l'idée de spécificité. Nous n'attachons plus autant d'intérêt qu'eux à cette idée en dehors des maladies infectieuses. Ils considéraient comme très importante la notion de spécificité dans les diathèses, où elle nous paraît ne correspondre à rien de très précis et ne pas reposer sur une base bien stable. Anselme Jaumes contestait déjà en 1866 le bien fondé de l'extension, aux diathèses, de la notion de spécificité. Le professeur Sarda, qui fut au sein de la Faculté actuelle, jusqu'à sa mort récente, un des représentants les plus autorisés de la tradition montpelliéraine, ne lui était pas favorable (2). Les Montpelliérains s'occupaient beaucoup aussi de la spécificité médicamenteuse, et bien que nous reconnaissions l'existence de quelques

sement, lui contester ici celle de la conception de la maladie-intoxication.

1. Nous avons déjà prévenu que nous ne pourrions parler ici des miasmes et des virus. Nous ne pouvons qu'engager le lecteur à se rendre compte par lui-même de l'intérêt très réel de toutes les notions auxquelles l'Ecole de Montpellier était arrivée à leur sujet, avant l'ère microbienne. L'apparence parfois archaïque de leurs exposés n'a rien de rebutant. Et bien des assertions qu'ils émettent, par exemple, à propos des virus, pourraient être reprises de nos jours presque mot pour mot à propos des maladies à microbes invisibles.

2. L'idée de la spécificité des diathèses a surtout un intérêt historique en raison des doctrines auxquelles elle s'opposait ; nous en disons un mot plus loin.

médicaments que l'on peut considérer comme spécifiques au sens que l'Ecole donnait à ce terme (1),
— et dont, par parenthèse, le mode d'action nous
est assez mal connu, — nous ne donnons plus aujour-
d'hui autant d'importance à cette question et ne lui
consacrons plus des études complexes comme celle
de Charles Anglada sur les spécifiques d'affection
et les spécifiques d'organes (2) ou celle, bien aride,
de Cavalier, sur la spécificité au point de vue clinique (3).

La spécificité dans les maladies infectieuses s'est
au contraire affirmée avec plus de force ; et pour
elle, la naissance de la microbiologie a été un
triomphe éclatant.

Nous venons de montrer tout à l'heure l'opposition de l'Ecole de Montpellier et de l'organicisme,
au sujet de l'importance relative accordée au siège
ou à la nature du mal. Nous ne pensons pas qu'aujourd'hui, malgré quelques opinions singulières, la
question puisse se poser sérieusement ; dans bien
des cas, il nous semble incroyable qu'à aucune
époque un clinicien sérieux ait pu hésiter à y répondre (4). Aujourd'hui la nature de la maladie a

1. Nous en avons dit quelques mots dans *E. E. M.* (p. 190-
191, complétées au supplément) et cité en note un passage
très explicite de M. le professeur SARDA.
2. Montpellier, 1843. — L'action du mercure dans la syphilis est un exemple de ce qu'ANGLADA entend par spécificité d'affection ; celle de la digitale sur le cœur, de la spécificité d'organe.
3 Thèse d'agrég., 1854.
4. Cf. l'exemple, emprunté à la vénéréologie, que nous
donnons à la fin du chapitre.

toute notre attention. C'est cependant ici le moment
de nous souvenir que, selon l'aphorisme connu, rien
n'est absolument vrai. Nous nous étonnons presque
de voir qu'à une date encore peu éloignée, on pouvait émettre des propositions comme celle-ci (énoncée par Jaccoud) : ce qui crée les analogies ou les
dissemblances, c'est la question de siège (1) ; il est
des cas pourtant où de telles assertions sont sou-
tenables : la dissemblance complète entre certaines
maladies streptococciques paraît due non seulement à des différences de virulence du strepto-
coque, si bien mises en évidence par Widal, mais
au siège différent de la maladie. Le siège peut mar-
quer d'un caractère bien spécial un grand nombre
d'autres affections : pleurésie, pneumonie ; celle-ci
a, en tant que pneumonie, des caractères importants
qui lui sont propres, une individualité spéciale, bien
distincte des autres manifestations du pneumo-
coque ; c'est Widal qui cite cet exemple au cours de
la leçon inaugurale dont nous avons eu à nous occuper. Toutefois Widal lui-même, dans la même leçon,
reconnaît l'erreur fondamentale qu'il y aurait à
« vouloir faire de l'anatomie pathologique le pivot
de la médecine », et à chercher dans la lésion locale
« l'explication de tous les phénomènes pathologiques », erreur fondamentale qui fut la base même
de la théorie organicienne. Il constate que dans
beaucoup de cas la longue recherche de l'explication anatomique a été impuissante à faire progres-
ser des questions qui se sont éclairées dès que s'est

1. Cette affirmation de JACCOUD, déjà signalée dans *E. E.
M.*, date de 1877.

éclairée l'étiologie des espèces nosologiques en
cause. L'application du microscope aux sciences
anatomiques, la connaissance plus complète de
l'anatomie intime des tissus, n'ont pas ressuscité
l'organicisme.

Serait-il utile, à côté des cas que nous venons de
citer, d'en chercher d'opposés pour montrer qu'il
ne faut pas généraliser dans le sens qu'ils paraî-
traient indiquer, et qu'au contraire c'est d'une
manière presque constante la *nature* qui est bien
plus importante à connaître que le *siège*, qui mérite
bien plus que lui notre attention, qui, bien plus que
lui, — contrairement à l'affirmation précitée de Jaccoud, — crée les analogies et les dissemblances ?
Nous ne le croyons guère et hésitons à le faire pour
plusieurs raisons : d'abord parce que nous croyons
cette cause gagnée sans avoir besoin d'être plaidée ;
ensuite parce qu'on trouverait trop aisément et en
trop grand nombre de tels exemples ; enfin parce
qu'il ne serait pas difficile d'en fournir de si caractéristiques qu'ils côtoieraient les limites de la puérilité. Notre maître, le professeur Grasset, — lui aussi
disparu récemment — signalait, dans cet ordre
d'idées, « l'immense danger clinique qu'il y aurait à
confondre une adénite scrofuleuse et une adénite
qui a succédé à une simple écorchure (1) ». N'est-ce
pas à une de ces *vérités tellement vraies*, tellement
admises, que leur énonciation paraît aujourd'hui

---

1. GRASSET, *Vie et maladie*. Voir indications bibliographiques à *E. E. M.*, où nous avions déjà cité cet exemple,
assez typique pour qu'on nous excuse de le reproduire.

superflue ? L'on pourrait exagérer sans peine dans ce sens. Un de nos confrères, excellent vénéréologue, voit venir dans son cabinet trois individus atteints de chancre : deux (A et B), au fond du sillon balano-préputial, le troisième (C) à la lèvre. Après examen, malgré une grande analogie d'aspect (on sait qu'elle peut se produire, et que certains cas sont loin de présenter les caractères différentiels classiques), il conclut à la *nature* syphilitique du chancre de A, B n'étant porteur que d'un chancre mou. Quant à C, son chancre est incontestablement syphilitique. Où sont les analogies ? Entre A et B (identité de siège), ou entre A et C (identité de nature) ? Peut-on même imaginer un médecin qui viendrait nous soutenir, dans un cas de ce genre, que la question de siège est plus importante que la question de nature ? Il faudrait pour cela un si furieux amour du paradoxe qu'on serait tenté d'en faire un cas pathologique.

Et puisque ces questions touchent de si près à la thérapeutique qu'on nous tolérera sans doute un léger empiètement, où sont, dans les deux exemples précédents, les analogies thérapeutiques ? de quoi notre traitement s'inspirera-t-il surtout ? quels points communs y aura-t-il entre celui de A (chancre syphilitique) et celui de B (chancre mou), atteints d'une lésion au même point ? Est-ce que les mêmes procédés thérapeutiques, mercure sous une foule de formes différentes, arsenicaux aromatiques, le tout employé par des voies d'entrée diverses *sans aucun rapport avec le siège de la lésion*, et à de grandes distances, ne vont pas être *indiqués*, au contraire, chez A et C, que le même *virus* (comme eussent dit nos pères) a contaminés ?

Nous n'avions pas tort de dire qu'en insistant nous risquions de frôler la puérilité et d'émettre de ces vérités qui, finissant par devenir un peu ridicules à force d'évidence, ont immortalisé la mémoire d'un vaillant capitaine qui d'ailleurs n'en pouvait mais. La raison nous semble suffisante pour ne pas continuer davantage. Aussi bien chacun peut-il à son gré trouver d'autres exemples et peut-être de plus frappants encore (1). Pour nous, nous abandonnons d'autant plus volontiers les questions de la *généralité* et de la *spécificité* que nous sommes certain d'en reparler, leur lien avec les conceptions de la thérapeutique et ses applications pratiques étant trop étroit pour que, quand nous nous occuperons des méthodes de traitement, nous ne les retrouvions à chaque pas. Une autre question va maintenant solliciter notre attention, tout naturellement amenée à notre esprit par nos dernières considérations sur l'importance du facteur étiologique.

---

1. Nous en avons, dans *E. E. M.*, cité un, assez analogue, de TROUSSEAU, où le célèbre clinicien compare furoncle et pustule maligne pour opposer l'importance de la nature non à celle du siège, mais à celle de l'élément inflammatoire de BROUSSAIS et de son école ; celle-ci combattait la spécificité, ne voyait dans les maladies que des manifestations de *l'irritabilité* et, selon l'expression du professeur FORGUE, « des phlegmasies plus ou moins violentes, ne se distinguant que par la *quantité*, et non par la *qualité*, de la cause. » Nous en redirons plus loin quelques mots.

CHAPITRE II

MÉTÉOROLOGIE ET ASTRONOMIE MÉDICALES

Les découvertes microbiennes, confirmant la notion de spécificité dans les maladies infectieuses par la mise en évidence de microorganismes pathogènes, avaient éclairé la question principale de l'étiologie de ces maladies. Un revirement considérable s'opéra alors dans les esprits, et toutes les notions fondamentales de la vieille clinique parurent mortes. Il est à peine besoin de faire remarquer combien insuffisamment fondée est cette croyance que la découverte du jour, si importante soit-elle, démolit à elle seule tout le passé, que l'observation méthodique, le travail patient de plusieurs siècles sont ainsi anéantis, que leurs résultats doivent être rejetés avec dédain, comme ne reposant sur rien de solide. Nous nous permettrons d'y revenir plus loin ; pour le moment nous resterons dans les limites des questions purement médicales qui nous occupent, et accorderons encore quelques pages à l'étiologie des maladies infectieuses.

Nous disions par quelle étrange précipitation un

grand nombre de médecins, dès l'avènement du microbe, avaient abandonné, d'enthousiasme, comme désormais sans valeur, tout ce qu'avait amassé de faits, de conclusions, de connaissances, la médecine antémicrobienne. Le microbe à lui seul parut être l'unique facteur étiologique, comme si tout être vivant, homme ou bacille, animal ou plante, n'était pas incontestablement influencé — toute la biologie le démontre — par une foule de conditions de milieu, qui de ce fait jouent nécessairement un rôle dans la vie et les actes de l'agent infectieux, et par suite, alors même que l'homme exposé à ses atteintes les subirait passivement, dans l'étiologie de la maladie infectieuse.

Hâtons-nous de dire que ces conceptions prématurées vécurent peu. On vit bientôt les choses moins simplement, et on revint à ces saines idées, confirmées par toute la clinique, que l'être vivant ne reste pas passif devant les attaques de son ennemi microscopique, que ses réactions sont, dans la maladie, au nombre des choses les plus utiles à connaître ; qu'elles sont soumises à des variations subordonnées à divers facteurs exaltant ou diminuant la résistance du sujet. On peut dire que dans l'évolution des idées médicales, il y eut à ce moment-là un véritable *point de rebroussement* ; à cette singulière et décisive étape qui marqua un arrêt de leur mouvement dans le sens où elles tendaient précédemment et où, par un changement de direction remarquable dans leur route accidentée, elles opérèrent un retour vers de vieilles notions cliniques, rajeunies par les découvertes microbiennes, — à cette

importante étape s'attache surtout le nom du maître
de la pathologie générale disparu ces dernières
années, du grand et regretté Bouchard (1).

Le microbe demeurant le facteur étiologique principal, il reste encore à connaître beaucoup de facteurs accessoires que nous venons d'indiquer en partie. Certains influent sur la valeur défensive du
sujet et lui sont intrinsèques : telle la diminution de
résistance due à des atteintes infectieuses préa-
lables, à la sénilité, à des intoxications chroniques
comme l'alcoolisme, à la fatigue exagérée, au surmenage (2). L'état moral même, les émotions, ont
une place peu niable, pour l'observateur impartial,
parmi les facteurs étiologiques secondaires de certaines maladies (3). Mais d'autres facteurs, extrin-

1. Nous avons signalé dans *E. E. M.* combien l'enseignement
de Bouchard était, sur bien des points, imbu d'idées montpelliéraines ; nous entendons par là d'idées conformes aux
vieilles doctrines que soutint autrefois Montpellier contre
Paris. Rappelons en passant, sans y attacher plus d'importance qu'il ne convient, que les premières études médicales
de Bouchard ne furent pas faites à Paris, mais à Lyon, sa
ville natale.

2. Nous avons parlé longuement de ces facteurs, notamment de la fatigue et du surmenage, dans l'*E. E. M.* et ses
annexes ; nous n'y revenons pas ici.

3. Nous avons ailleurs rappelé les faits constatés en particulier dans les guerres au sujet de l'état moral des bles-
sés, et bien d'autres assez analogues. Quant aux effets pathologiques des émotions violentes, vis-à-vis desquels beaucoup restent sceptiques, non seulement ils nous ont semblé
incontestables dans certains cas, mais leur absence nous
paraîtrait surprenante. Les influences, sur diverses sécrétions, d'impressions psychiques plutôt modérées étant
reconnues et admises, comment des impressions psychiques
infiniment plus violentes n'auraient-elles pas de sérieuses
répercussions sur les actes intimes de l'organisme : sur les

sèques, ont aussi un rôle étiologique considérable ;
ce sont toutes les caractéristiques physiques du
milieu ; lumière, chaleur, état hygrométrique, pression atmosphérique, et bien d'autres moins apparentes (1). Pour des raisons d'ordre social (logement,
bien-être, confort, genre de travail) elles influent en
partie différemment sur les divers individus ; mais,
pour une part importante, la population entière
d'une même région subit collectivement (quoique
encore avec des différences individuelles tenant
aux mêmes raisons) leurs influences heureuses ou
fâcheuses, et celles de leurs variations : c'est la part
qui revient aux climats et aux saisons. Nous croyons
devoir nous attarder un peu sur celle-ci.

Parmi ceux qui ont attaché une grande importance étiologique à ces facteurs physiques, — peut-
être même avec exagération, — et, de ce fait, aux
caractères morbides particuliers aux diverses saisons et à leurs différents types, il faut mentionner
en première ligne le *profane vulgaire* dont le bon
sens et l'esprit d'observation errent parfois, mais
démontrent fréquemment une réelle sagacité. La
croyance à l'influence du froid, surtout du froid
humide ; aux relations entre la statistique nosologique générale d'une région pendant une saison

fonctions endocrines tout spécialement, par l'intermédiaire
probable du sympathique ? De notre ignorance, ou plus
exactement de *nos ignorances* en cette matière est-il légitime de conclure à une négation trop commode ?

1. Le parti pris dédaigneux avec lequel ont été niés ces
facteurs est incroyable. Nous nous rappelons avec quel
accent ironique un jeune docteur nous demandait, il y a
quelque quinze ans : Vous croyez aux maladies *a frigore?*

et cette saison elle-même, plus ou moins chaude, plus ou moins pluvieuse, etc. est une des convictions les plus profondes des masses.

En revanche ces relations préoccupent peu les médecins contemporains ; nous croyons que c'est là une regrettable négligence. Il n'en était pas de même de leurs devanciers. Si nous voulions citer tous les travaux ou résumer les conclusions des principaux de ceux qui se sont occupés de la question d'une manière particulièrement remarquable, un volume ne suffirait certainement pas. A son étude se rattachent (parmi tant d'autres que nous omettons) les noms du grand Fernel et surtout de son élève Baillou à Paris ; de Ramazzini (1) en Italie ; de Sydenham, de Willis, de Morton (2), de William Grant, en Angleterre ; de Stoll et de Mertens (3) en Autriche. Les noms de Sydenham et de Stoll méritent dans cette sèche énumération une mention spéciale, par l'importance énorme qu'ils ont accordée aux rapports entre saisons et maladies (4) ; il est regret-

1. Elève de BAGLIVI ; étudia beaucoup les maladies professionnelles.

2. Médecin anglais contemporain des deux précédents.

3. MERTENS, contemporain de STOLL et disciple de SYDENHAM, médecin autrichien longtemps au service de la Russie, a étudié « les maladies populaires qu'il a vues régner tant à Moscow qu'à Vienne, dans le long espace de plus de vingt années ». FUSTER, *Des maladies de la France dans leurs rapports avec les saisons...*, etc.

4. « Denique, *Anni tempestates*, quæ scilicet cuivis morborum generi potissimum faveant, diligenter observandæ sunt. » Thomæ SYDENHAM, *Opera Medica* (Venetiis, 1735), *præfatio*. (Rappelons que la date de l'édition à laquelle nous nous référons et renvoyons le lecteur est très posrieure à celle où SYDENHAM (1624-1689) écrivait ces lignes et ses célèbres travaux sur les constitutions médicales.)

table que les travaux de Sydenham ayant trait à ce sujet soient bien oubliés de nos jours. Mais, vingt siècles avant les plus anciens de ceux que nous venons de citer, Hippocrate ne consacrait-il pas aux relations entre les maladies et les conditions météorologiques et climatiques un grand nombre de considérations et d'observations (1), des plus intéressantes à connaître encore aujourd'hui ?

L'Ecole de Montpellier attacha toujours, elle

1. Elles se trouvent disséminées dans les *Aphorismes*, le *Traité des Airs, des Eaux et des Lieux* et, à un moindre degré, dans une foule d'autres travaux. Voici le début du *Traité des Airs, des Eaux et des Lieux* (traduction DAREMBERG): « Celui qui veut s'appliquer convenablement à la médecine doit faire ce qui suit : considérer, premièrement, par rapport aux saisons de l'année, les effets que chacune d'elles peut produire, car elles ne se ressemblent pas, mais elles diffèrent les unes des autres, et [chacune en particulier diffère beaucoup d'elle-même] dans ses vicissitudes ; en second lieu, les vents chauds et les vents froids, surtout ceux qui sont communs à tous les pays; ensuite ceux qui sont propres à chaque contrée. Il doit également considérer les qualités des eaux, car, autant elles diffèrent par leur saveur et par leur poids, autant elles diffèrent par leurs propriétés. Ainsi, lorsqu'un médecin arrive dans une ville dont il n'a pas encore l'expérience, il doit examiner sa position et ses rapports avec les vents et avec le lever du soleil; car celle qui est exposée au nord, celle qui l'est au midi, celle qui l'est au levant, celle qui l'est au couchant, n'exercent pas la même influence. Il considèrera très bien toutes ces choses, s'enquerra de la nature des eaux... Il examinera si le sol est nu et sec, ou boisé et humide ; s'il est enfoncé et brûlé par des chaleurs étouffantes, ou s'il est élevé et froid. Enfin il connaîtra le genre de vie auquel les habitants se plaisent davantage, et saura s'ils sont amis du vin, grands mangeurs et paresseux, ou s'ils sont amis de la fatigue et des exercices gymnastiques, mangeant beaucoup et buvant peu. C'est de semblables observations qu'il faut partir pour juger chaque chose... un médecin qui sera bien éclairé sur ces circonstances... ne méconnaîtra ni les

aussi, une grande importance aux constitutions
médicales. Tous ou presque tous les ouvrages doctrinaux de ses principaux auteurs leur ont accordé
une étude attentive. Risueño d'Amador (1) et surtout Fuster (2) leur ont consacré des travaux particuliers ; ceux de Fuster sont, peut-on dire, de
véritables monuments. Mais on trouvera dans beaucoup d'autres ouvrages montpelliérains des chapitres sur ce sujet et des passages s'y rapportant,
notamment chez Delpech dont les travaux sont
antérieurs aux précédents (3), et chez Alquié, qui
étudie ces questions vers la même époque que Fuster et d'Amador. Plus tard Anselme Jaumes, puis
Combal se firent à Montpellier les défenseurs des
idées traditionnelles sur les constitutions médicales,
non sans apporter des critiques personnelles de
détail.

maladies particulières à la localité... ni la nature de celles
qui sont communes à tous », etc.

1. RISUEÑO D'AMADOR, *Quels avantages la médecine pratique a-t-elle retirés de l'étude des constitutions médicales et
des épidémies ?* (Montpellier, 1829).

2. FUSTER, *Des maladies de la France dans leurs rapports
avec les saisons* ou *Histoire médicale et météorologique de
la France.* (Paris, 1840). (FUSTER a écrit aussi un ouvrage
considérable intitulé : *Des changements dans le climat de
la France, histoire de ses révolutions météorologiques,* ouvrage dont nous n'avons pu connaître qu'une analyse par
Charles ANGLADA).

3. Antérieurement encore, P. J. ROUCHER, Dr de Montpellier et médecin-chef de son hôpital avait consacré également aux « constitutions des saisons » de nombreuses
considérations auxquelles nous renvoyons le lecteur (*Traité
de Médecine clinique* sur les principales maladies des armées
qui ont régné dans les Hôpitaux de Montpellier (*sic*) pendant les dernières guerres, etc. Montpellier, An VI).

Nous ne pouvons ici étudier ce côté historique de la question d'une façon plus approfondie. Sarda en a fait un résumé lumineux et attachant, non seulement en ce qui concerne les maîtres anciens et l'Ecole de Montpellier, mais aussi en ce qui touche aux idées de la rivale de Montpellier, l'Ecole de Paris, où d'ailleurs se côtoyèrent partisans et adversaires de la doctrine des constitutions médicales. Nous nous contentons d'y renvoyer (1).

Après ce coup d'œil plus que rapide, reportant nos regards sur la période contemporaine (2), nous serons frappé de constater encore une fois combien la médecine d'aujourd'hui paraît se désintéresser des facteurs météorologiques et climatiques.

Leur rôle dans l'étiologie des maladies individuelles et dans la morbidité générale d'une région pourrait-il être considéré comme sensiblement nul ? La croyance à la grandeur de ce rôle est-elle en contradiction avec les conceptions scientifiques modernes ? Nous répondrons sans hésiter aux deux questions par un non catégorique. L'influence de ces facteurs est incontestable ; elle est même *triple*. On veut bien reconnaître parfois celle qu'ils peuvent avoir sur la résistance du sujet, mais c'est là ne con-

1. Cf. G. SARDA, *Cours de Pathologie générale. Doctrines traditionnelles et Science médicale contemporaine* (dernière leçon).(Montpellier-Paris, 1896). Voir la bibliographie donnée par SARDA à la fin de cette leçon. Nous-même avons écrit à ce sujet quelques pages dans *E. E. M.*, où nous donnons quelques autres indications bibliographiques.

2. Plusieurs auteurs acceptent volontiers comme logique et nécessaire le lien entre les facteurs météorologiques et l'épidémicité (notamment CHARRIN, KELSCH, etc.), mais sans paraître en général attacher un intérêt considérable à l'étude approfondie de ces divers facteurs.

sidérer qu'un mode de leur action. Ils agissent en réalité sur les conditions vitales des deux adversaires en présence, microbe d'une part, malade, — ou homme encore sain, mais menacé de son attaque — de l'autre. Il serait par trop banal de redire que la chaleur, l'humidité, la lumière (comme intensité et comme nature des rayons lumineux) et nombre d'autres agents physiques influent sur la vitalité, le développement, la multiplication des microbes, les favorisant à l'excès parfois, les contrariant dans d'autres cas, et même pouvant tuer en masse ces innombrables ennemis (chaleur dépassant certaines températures, rayons ultra-violets). Le troisième mode d'action est la plus ou moins grande facilité de dissémination procurée aux microbes ou à certains d'entre eux par des conditions météorologiques particulières : nous avons pu nous-même constater (au moins avions-nous commencé, peu avant la guerre, quelques constatations dans ce sens) des recrudescences de diverses maladies infectieuses coexistant avec des périodes de temps beau et chaud venues aussitôt après des pluies abondantes, et dépendant probablement de cet ensemble de phénomènes météorologiques ; il semble logique d'admettre que toute cause produisant une évaporation intense des couches superficielles du sol favorise la dissémination des microbes qui en sont les habitants normaux ou fréquents. Sydenham avait déjà admis l'importance étiologique des exhalaisons pernicieuses émanées du sol (1). Au reste, ces trois modes d'action,

1. Il semble même avoir vu mieux que Fuster l'importance de ce facteur.

dans la réalité, n'apparaissent pas comme distincts, séparés par cette démarcation nette que notre besoin de classification leur impose ici : les mêmes facteurs, évaporation, vent, etc. disséminent les microbes et les poussières qui mécaniquement irriteront les muqueuses, prépareront aux microbes des portes d'entrée. Enfin les saisons amènent le retour de facteurs non plus physiques, mais biologiques, qui peuvent jouer un rôle étiologique d'un ordre analogue : les poussières microscopiques de la pollinisation joindront leurs effets aux poussières minérales et pourront par elles-mêmes être causes uniques ou prépondérantes de certaines affections (1), *éminemment saisonnières*. Toutes sortes d'émanations végétales ont aussi peut-être un rôle physiologique et pathologique, encore mal élucidé. En résumé, sans pousser plus loin des considérations qui, convenablement développées, demanderaient d'immenses travaux, nous croyons pouvoir immédiatement conclure que, de l'ensemble des conditions physiques, biologiques, météorologiques propres à une saison donnée résulte sa manière d'être spéciale, sa *physionomie nosologique*, si nous osons cette expression un peu étrange. Et ceci est vrai de la saison en général et d'une saison en particulier, car nous aurons des caractères communs à tous les printemps, et des caractères propres au printemps 1919, au printemps 1920 : les premiers se prêteront davan-

1. Dans notre travail actuel, ici en particulier, nous prenons *affection* dans le sens courant, non dans le sens doctrinal de l'École de Montpellier, sur lequel nous nous sommes expliqué dans *E. E. M.*

tage (le général étant plutôt l'objet de la recherche scientifique que le particulier) à être observés et étudiés. « Le cercle annuel des saisons entraîne avec lui un cercle de maladies (1) » ; certes « *toutes les maladies surviennent dans toutes les saisons* ; toutefois *certaines maladies naissent ou s'exaspèrent plutôt dans certaines saisons* (2) ».

Une constitution médicale saisonnière peut être modifiée dans ses caractères par ceux des saisons précédentes (3) ; ajoutons que les intempéries, les irrégularités saisonnières très brèves ou d'une certaine durée (cas où elles équivalent pratiquement à une réduction d'une saison véritable)ont une importance propre (4), dont les médecins de l'Ecole montpelliéraine se sont particulièrement occupés et sur laquelle nous sommes forcé de glisser ici.

On peut donc conclure à la nécessité de connaître

1. Jacques TERRIER, médecin des armées. Avant-propos de la traduction, par lui-même, de la *Médecine pratique* de Maximilien STOLL (Bordeaux, sans indication de date ; paraissant fin XVIIIe).

2. Cette dernière citation n'est que la traduction fidèle d'un aphorisme d'HIPPOCRATE (III, 19).

3. Notion exprimée par les vieux auteurs, notamment par les Montpelliérains.

4. Au printemps certaines maladies saisonnières nous semblent devoir admettre au nombre de leurs facteurs étiologiques les émanations qui se dégagent des couches superficielles du sol sous l'influence des premières journées de chaleur succédant à la période froide. Il est évident qu'une irrégularité saisonnière de quelque durée, même assez faible, peut agir de la même façon. Nous avons observé pour notre part quelque chose d'analogue au cours de l'hiver 1912-1913, à la suite de quelques jours d'excessive chaleur intercalés, presque sans transition, dans une période normalement froide.

et d'étudier la *météorologie médicale*. Aujourd'hui,
nous nous trouvons un peu dépaysés lorsque nous
lisons les travaux que nos devanciers avaient con-
sacrés aux rapports entre la morbidité et l'état des
saisons. C'est pour une grande part la conséquence
de ce fait que notre classification nosologique n'est
plus exactement la même, que nos conceptions sur
la maladie et ses causes se sont modifiées ; que, tra-
duisant ces conceptions différentes, le langage médical moderne n'est plus celui de la médecine d'hier ;
mais ce n'est pas que cela. C'est surtout, à notre
avis, parce que nous avons négligé l'œuvre de nos
devanciers au lieu de la continuer. Ce que nous trouvons chez eux n'est plus, aujourd'hui, *au point* (on
nous pardonnera la familiarité de l'expression en
faveur de sa clarté). Fuster a employé, et, croyons-
nous, créé, le terme de météorologie médicale ; mais
la chose elle-même nous paraît à l'état d'ébauche.
Nous aurions dû y apporter tous les procédés d'investigation modernes ; nous ne l'avons pas fait, ou
du moins pas suffisamment (1).

Rechercher méthodiquement l'action des divers
facteurs, leurs variations et les variations concomi-
tantes de la morbidité d'une région donnerait sans
doute d'utiles résultats. Le faire pour un seul facteur

1. Il y a déjà fort longtemps que l'on a reproché aux doctrines de nos devanciers sur le sujet qui nous occupe de
manquer de précision scientifique. Nous croyons qu'il leur
eût été difficile d'apporter cette précision. Mais, grâce aux
progrès des sciences physiques, nous sommes maintenant
en état de la rechercher tout au moins, ce que nous avons
négligé de faire.

ne donnerait peut-être presque rien pour deux raisons au moins : la multiplicité de ces facteurs et
leurs réactions réciproques. Mais le total d'un très
grand nombre de recherches de ce genre nous ren-
seignerait sans doute sur bien des faits touchant à
l'origine, à l'évolution, aux caractères de diverses
affections saisonnières, de grandes épidémies. Il
serait souhaitable qu'il y eût de nombreux volon-
taires pour apporter leur pierre à l'édifice. Il y a
plus d'un demi-siècle, d'intéressantes tentatives ont
été faites au sujet de l'ozone de l'air, notamment par
Bœkel à Strasbourg (1) et par Saintpierre à Montpellier. Les conclusions du premier sont plus que
contestables ; le second n'ose pas conclure et n'arrive
qu'à des résultats assez vagues ; mais c'est surtout
comme exemple, remarquable à cette date, d'une
suite méthodique d'observations touchant au rôle
possible d'un facteur atmosphérique dans la morbidité d'une région que nous citons ici le travail de
Saintpierre (2) ; cette série d'observations ne porte
d'ailleurs que sur un semestre, ce qui est beaucoup
trop peu. De telles recherches doivent être longtemps
prolongées et, comme nous venons de l'indiquer, on
ne pourrait cependant tirer des conclusions valables
de celles d'un seul observateur. Leur difficulté est
peu niable : nous avons dit un mot de la complication résultant des réactions réciproques de divers
facteurs ; qu'on nous permette de la mieux montrer

1. Thèse de Strasbourg, 1856.
2. *L'ozone atmosphérique et les maladies régnantes*. Six
mois d'observations faites à Montpellier du 1ᵉʳ novembre
1857 au 1ᵉʳ mai 1858.

par un exemple familier, bien simple en apparence, où nous ne parlerons même pas de maladie, mais seulement de malaise.

Tout le monde connaît, au moins par ouï dire, — si tant est qu'il y ait des réfractaires — l'impression pénible de ce qu'on appelle *temps lourd*. A quoi est-elle due ? Il est fort difficile de répondre à cause de la multiplicité des conditions physiques associées, enchaînées entre elles. Le plus vulgaire des baromètres nous indiquera que l'air est, contrairement à l'expression, plus léger, la pression moindre ; admettrons-nous que c'est cette diminution de pression qui cause le malaise ? A première vue, peut-être ; mais nous ne pouvons nous y arrêter longuement en songeant que la veille, lorsque le baromètre marquait une pression plus forte, il eut suffi de le transporter en un pays légèrement plus élevé pour l'amener à son chiffre actuel, et que, loin d'en être incommodé, nous aurions pu trouver, en nous élevant même à une altitude encore un peu supérieure, des impressions absolument contraires à la gêne que nous éprouvons.

Le coupable serait-il l'état hygrométrique de l'air ? Peut-être. En premier lieu, il contribue parfois à une certaine gêne, lorsque la température est douce ou chaude, en contrariant l'évaporation de la sueur. Mais n'agit-il pas surtout indirectement ? Il influe considérablement sur la nature de la lumière transmise. Des recherches ont été faites à ce sujet ; parmi les plus récentes nous citerons les très remarquables observations actinométriques qu'un savant modeste, trop modeste, à qui on doit aussi de fort belles observations astronomiques,M. Georges Raymond, a poursuivies à Antibes dans son observatoire de *la Cigaletto* (1). Un certain état hygrométrique donne pour la lumière transmise un maximum de rayons rouges et infra-rouges. Or ces rayons ont incontestablement des effets congestifs marqués. Ce sont eux qui sont responsables de l'impression désagréable des serres et partiellement de celle due aux poêles rougis (2). Il paraît donc assez logique de les incriminer. Toutefois s'ils sont en cause, ce ne doit pas être dans bien des cas à titre prépondérant. En effet, les maxima, qui ont lieu souvent quand le temps est beau, mais précèdent presque toujours de peu la pluie, se produisent « non pas quand l'air contient beaucoup de vapeur d'eau (ce qui le rend souvent très transparent)(3) mais quand l'eau atmosphérique paraît se trouver à l'état globulaire proche de la condensation nuageuse (4) ». Lorsque le ciel est franchement couvert, ce facteur devient donc secondaire ; cependant la sensation de temps lourd persiste de façon marquée, augmente même souvent, en ce cas ; il est alors possible que l'état électrique de l'air (quatrième facteur examiné !) joue un rôle

1. Cf. G. Raymond, *Observations actinométriques* (*Bulletin de la Société Languedocienne de Géographie*, 4ᵉ trimestre 1917).

2. La part principale de cette impression revenant dans ce dernier cas à l'intoxication oxycarbonée.

3. Nous avons vu l'observation populaire,chez des paysans méridionaux et chez les habitants de Chamonix, tirer de cette donnée des pronostics météorologiques d'une surprenante certitude.

4. Raymond, *loc. cit.*

important dans sa genèse. Il y a lieu de croire que nous omettons d'autres facteurs possibles. La qualité de la lumière transmise à travers certains nuages peut agir aussi accessoirement en créant une certaine fatigue oculaire (1).

Pour l'état électrique de l'air, nous ne savons d'ailleurs guère comment il agit sur nous ; nous ne le ressentons consciemment qu'au voisinage de l'orage (encore est-ce probablement surtout par les sensations provenant de la chaleur humide, de la pression, etc , que nous identifions mentalement l'impression de temps orageux). L'influence de l'état électrique de l'air sur les faits biologiques n'est pas très bien connue ; peut-être est-elle assez faible. Ses variations mêmes sont, elles aussi, insuffisamment connues en dehors des cas extrêmes ; les progrès de la T. S. F. et notamment l'emploi récent de nouveaux dispositifs amplificateurs (lampes à trois électrodes) permettront sans doute de les mieux connaître et d'y trouver des données de quelque valeur pour la prévision du temps, encore si hypothétique.

De toute façon état électrique, état hygrométrique

---

1. A titre de simple parenthèse, à propos de l'effet fréquent de fatigue oculaire, et secondairement cérébrale et intellectuelle, que peut causer un éclairement défectueux, une lumière de *mauvaise qualité*, signalons que nous avons cru observer une fatigue plus rapide à la lecture d'imprimés dont le papier (employé par certaines maisons d'édition) avait une nuance jaune rosée très légère, fatigue tenant sans doute à la richesse en rayons rouges de la lumière réfléchie ; tout auteur a intérêt à connaître la chose. On sait que les rayons rouges sont particulièrement fatigants pour la vue.

et lumière restent étroitement liés. D'autre part les effets biologiques de l'électricité et de la lumière ne pourront peut-être pas même, dans l'avenir, être conçus comme distincts. Sans nous attarder davantage à ces prévisions lointaines, nous ajouterons seulement quelques mots, très brefs, sur la lumière.

Ce serait un truisme de parler aujourd'hui de son importance biologique et sociale, car les deux choses n'en font qu'une : les logements sans lumière ont fait la préoccupation des hygiénistes ; et si, en ce cas, air respirable et lumière marchent de pair, le rôle de la lumière par elle-même et les effets défavorables de son absence (1) ont pu être étudiés plus *isolément* à propos d'autres questions d'hygiène sociale (travail dans les mines, etc.). Mais la quantité de lumière n'est pas seule à considérer, la qualité est plus intéressante encore et la nature des rayons lumineux, plus exactement leur longueur d'onde a sur les êtres vivants des effets différents. Les rayons extrêmes sont particulièrement curieux à ce point de vue. On connaît le rôle des rayons ultra-violets (2) dans les érythèmes solaires. Chez les plantes, des rayons de différentes régions du spectre favorisent l'assimilation de différentes substances. L'influence de

1. L'excès de lumière n'a pas été signalé comme ayant généralement des effets funestes. C'est que l'organisme réagit très rapidement par une poussée pigmentaire et se défend ainsi contre l'excès de rayons lumineux, notamment de ceux à faible longueur d'onde.

2. Nous avons cru inutile de dire que nous ne limitions pas ce que nous avons appelé lumière à la faible partie du spectre — une octave à peine — que l'œil humain peut percevoir.

certaines radiations sur des formes inférieures, champignons parasites ou bactériacées, est très considérable. Il semble que pour la plupart des bactéries, que tue l'ultra-violet, le bleu-violet est défavorable, tandis qu'à l'autre extrémité du spectre toute la région, rouge et voisine du rouge (y compris l'infra-rouge) située en deçà du jaune, et qu'on pourrait appeler l'*infra-jaune*, est extrêmement favorable à leur développement (1). On voit tout de suite quel immense intérêt nous offre un rapprochement entre ce fait et ceux dont nous parlions antérieurement. Il est de notion courante qu'un certain degré de chaleur et d'humidité est propice au développement bactérien. Remarquables enchaînements : c'est dans le rouge et l'infra-rouge qu'est la région la plus chaude du spectre. Un certain degré, très précis, d'humidité, donne le maximum de rayons de grande longueur d'onde : de rayons de cette région. Ces rayons paraissent avoir sur l'homme quelques effets défavorables. Ils favorisent au contraire le développement bactérien, que favorise déjà directement l'humidité. Comment les causes qui donnent un état hygrométrique assez élevé avec tendance à la condensation et de ce fait richesse en rayons rouges et infra-rouges de la lumière reçue n'auraient-elles pas une influence considérable sur l'épidémicité ? (1) Et quelles relations pourraient avoir les variations de virulence des microbes, du *génie épidémique*, avec ces causes physiques ? Avions-nous tort de penser qu'il y avait là tout un inconnu — plus exactement

1. Voir RAYMOND, *loc. cit.*

un *mal connu*, un *trop peu connu* — qui mériterait une exploration patiente, attentive, méthodique?

Pour terminer nos quelques considérations sur la météorologie médicale, nous poserons une question sans y répondre complètement. La météorologie médicale nous expliquera lorsque nous la connaîtrons mieux les rapports de la statistique nosologique avec les saisons, les climats, leurs variations. Mais il y a entre l'homme et les agents physiques un jeu de réactions réciproques encore fort obscur; cette obscurité s'accroît lorsque nous considérons des variations portant sur de grandes périodes. Nous n'entendons pas par là les périodes de dizaines de milliers d'années qui séparent les dernières époques glaciaires des temps modernes, mais des périodes très brèves en comparaison, entièrement incluses dans les âges historiques, et d'une durée de quelques siècles à peine. L'étude attentive de certains documents nous prouve que cette durée a parfois suffi pour amener, dans le climat d'une région, de notables changements. Faut-il admettre avec Fuster (1) que l'homme peut réagir sur les climats (et partant sur la morbidité et l'épidémicité)? Ce serait là une question qui nous entraînerait bien loin. Pour nous, nous sommes un peu sceptique; nous croyons que l'influence de l'homme (par cultures, déboisement) sur les climats est au moins très minime, et inclinerions plutôt à expliquer ces variations par des causes astronomiques, plus particulièrement solaires. Ce qui paraît certain, et c'est par là que nous conclu-

1. *Des changements dans le climat de la France.*

rons, c'est qu'il y a entre l'histoire, la météorologie. l'épidémiologie, des rapports importants que les médecins et les personnes cultivées étrangères à la médecine elles-mêmes ne doivent pas ignorer, rapports qui méritent d'être étudiés davantage (1).

1. Nous ne parlerons pas des relations bien connues entre guerres et épidémies, dont un récent exemple est présent à tous les esprits, et ne citerons qu'un fait. Plusieurs années d'inondations dévastatrices et la grande épidémie de *peste noire* du milieu du xive siècle, la plus terrifiante qu'ait jamais enregistrée l'histoire, ont fait de l'ancienne capitale de la magnifique province romaine à laquelle elle donnait son nom, de la superbe ville qui avait été la patrie de plusieurs empereurs, de la cité florissante de Narbonne, l'humble petite ville qu'elle n'a cessé d'être depuis. Voir au sujet de cette épidémie, entre autres travaux, Ch. ANGLADA, *Etude sur les maladies éteintes et sur les maladies nouvelles*, pour servir à l'histoire des évolutions séculaires de la pathologie (Paris, 1869); sur cette épidémie et ses répercussions démographiques en particulier sur la décadence de Narbonne, CAYLA, *l'Epidémie de peste de 1348 à Narbonne* (Thèse de Montpellier, 1906).

L'épidémie, née en 1348, répandue bientôt en Europe où elle régna toute l'année 1349, eut des récidives pendant quelques années, récidives moins formidablement meurtrières que la première invasion. Sa nature est peu connue; certains auteurs l'ont assimilée à la peste véritable; d'autres se sont élevés contre cette opinion. Nous nous permettrons de signaler en terminant une curieuse version sur son origine, version qui, tout en apportant une note drolatique inattendue sur un sujet aussi peu folâtre, nous ramène à l'objet de nos préoccupations : puisque l'origine indiquée, essentiellement météorique, suffirait à fournir une justification — sur le mode plaisant — de l'intérêt que nous prétendons devoir accorder à la météorologie médicale. Nous trouvons en effet les lignes suivantes dans un ouvrage paru en 1769 à Paris, sans nom d'auteur, sous le titre : *Anecdotes angloises* (p. 226-227) :

Dans le royaume de Catay, en Asie, on vit, pendant quelques heures, dans le ciel un globe de différentes couleurs.

Nous venons de parler de causes astronomiques agissant sur les climats et ceci nous amène à une autre question. Y a-t-il, peut-il y avoir une astronomie médicale ? Avant de répondre, nous voulons toutefois mettre en garde contre une erreur dont nous serions responsable, au sujet des considérations précédentes. Nous avons dit quelques mots des saisons et seuls ou à peu près les agents physiques et météorologiques nous ont intéressé : nous avons à peine glissé un mot sur les caractères biologiques saisonniers, en particulier botaniques, qui retentissent sur notre existence. L'Ecole de Montpellier estimait au contraire qu'ils pouvaient avoir de sensibles répercussions sur notre organisme et ne se contentait pas d'examiner, parmi les causes pouvant influer sur nous, la chaleur, l'humidité, ou même l'évaporation plus intense des marais, mais aussi les exhalaisons de toute sorte émanées des végétaux, la nourriture, différente selon les saisons, qu'ils nous offrent, l'oxygène répandu dans l'air par les plantes vertes, les fermentations plus ou moins actives des détritus, etc. (1). Ces influences sont réelles, quoique

En tombant sur la terre, il s'ouvrit & répandit une puanteur, dont la malignité sema, dans l'instant, la mort dans tout le pays. Cette vapeur, en remontant & se conduisant dans l'air, retomboit en insectes venimeux. L'horrible peste, dont elle renfermoit le germe, après avoir ravagé l'Asie & l'Afrique, dépeupla l'Europe des deux tiers de ses habitans, en moins de dix-huit mois... A Londres, dans une seule année, on enterra plus de cinquante mille personnes, dans le seul cimetiere des moines de Cîteaux.

1. Cf. p. 1-9, *Des Maladies de la France*, etc. de FUSTER. Notons ici que cet ouvrage dépasse amplement les limites

certaines soient probablement assez secondaires. Ceci bien établi, nous pouvons d'autant plus revenir à la question d'astronomie qu'elle se pose d'elle-même : qui dit saison dit phénomène de cause astronomique (1), révolution annuelle de la Terre (2), inclinaison de son axe sur l'écliptique. Il est donc indéniable que l'astronomie n'est pas sans relations avec l'étude des *constitutions médicales* (3). Mais ceci reste purement théorique, sans conséquence pratique, et ne prouve pas que l'étude des astres, recommandée par certains médecins de l'antiquité (4), ait un intérêt quelconque pour la médecine.

Encore faut-il ici distinguer deux choses bien dif-

que semble lui imposer son titre : puisque une moitié environ se rapporte au globe terrestre entier.

1. C'est par quelques lignes à ce propos que débute l'ouvrage de FUSTER ; *Des Maladies de la France*, etc. ROUCHER prétend que les saisons intéressantes pour le médecin commencent environ quarante jours plus tôt que la saison astronomique : n'est-ce pas apporter une précision non conforme à la réalité, qui varie d'ailleurs selon les années ? *Cf.* FUSTER, ouvr. cité, p. 11.

2. On trouve, chez de vieux auteurs, les époques de l'année désignées soit par les constellations visibles, soit par la constellation zodiacale où se trouve le Soleil. Quelque chose en est resté dans le langage courant (bien qu'il ne soit pas question de la constellation zodiacale, mais d'une voisine) : on parle toujours de chaleurs *caniculaires*.

3. Les climats dépendent de très nombreuses causes, dont certaines purement terrestres, mais *en premier lieu* de causes astronomiques.

4. « GALIEN recommande singulièrement l'étude des astres dans les pays où l'on se livre à la pratique ». ROUCHER, *loc. cit.* HIPPOCRATE avait dit : « L'astronomie n'est pas d'une faible utilité pour la médecine, mais lui est au contraire d'un très grand secours » (*Des Airs, des Eaux et des Lieux*, § 2).

férentes : on peut observer les astres et ne point faire de l'observation astronomique ; si on s'attache uniquement à l'étude de certains aspects de cause atmosphérique, c'est encore de météorologie et non d'astronomie que l'on s'occupe. De telles recherches peuvent présenter un intérêt très considérable ; nous mentionnerons à titre d'exemple les remarquables résultats auxquels est parvenu le Dr Barthélemy, aujourd'hui Médecin Général de la Marine et Directeur du Service de Santé de l'Arrondissement maritime algéro-tunisien, qui, alors qu'il était médecin à bord du croiseur *Hugon*, observa longtemps dans l'hémisphère Sud la scintillation des étoiles et arriva à en tirer des éléments importants de pronostic météorologique (1). Certes ces observations sont un peu étrangères à notre sujet puisqu'ici aucune préoccupation relative à la statistique nosologique n'était en cause ; d'autres pourraient peut-être y toucher plus directement. L'astronomie proprement dite nous paraît en revanche n'avoir qu'un intérêt très limité au point de vue médical, — sauf, comme nous allons le voir, quand elle est intimement liée à la météorologie, — malgré ce qu'en ont pu penser et les médecins antiques, et la croyance populaire. Les astres dont celle-ci se préoccupait le plus sont déchus des hautes fonctions qu'elle leur attribuait volontiers. Si elle croit avec raison aux dangers très réels (et qu'on s'obstine généralement à nier, nous ne savons trop pourquoi) que ferait courir à l'humanité le choc peu probable, mais non théoriquement

1. Voir aux notes complémentaires.

impossible, d'un noyau cométaire, elle ne s'inquiète guère plus des influences épidémiologiques ou psychopathiques (1) attribuées autrefois aux comètes. Et si le langage vulgaire, voire populacier en France, officiel chez nos voisins d'outre-Manche, a gardé les traces de croyances relatives à une action de la Lune sur notre état mental (2), le public le mieux disposé à reconnaître à cet astre un droit d'intervention dans les affaires terrestres le limite en général (en dehors des marées) à quelques discrètes influences exercées sur la physiologie botanique (3).

Mais si les compagnons de route de notre système ne nous semblent pas pouvoir apporter de contribution, bonne ou mauvaise, à la morbidité de l'espèce humaine, si, d'autre part, les étoiles sont trop lointaines, du moins le grand maître de qui dépend notre cortège d'astres, et d'où nous vient pratiquement toute chaleur, toute lumière, toute énergie sur notre humble planète, le Soleil, pourrait avoir, lui, des actions diverses et complexes sur tout ce qui nous touche. C'est pour cette raison que nous avons parlé tout à l'heure, pour l'astronomie, non d'absence de tout intérêt, mais d'un intérêt très limité ; nous précisons maintenant : limité à un seul astre. Nous commençons à connaître que du Soleil, avec sa lumière, nous viennent de magnétiques

1. De ces dernières dépendaient les relations supposées autrefois entre ces astres et les guerres.

2. Bien, mal *luné* ; *lunatique* ; — anglais *lunatic* : aliéné.

3. Certains médecins vont un peu plus loin ; mais leurs raisons ne nous paraissent point convaincantes. Voir quelques considérations à ce sujet aux notes complémentaires.

effluves et probablement des essaims de poussières
ionisées qui doivent jouer un rôle dans notre météorologie. Les variations de l'énergie solaire, qui
dominent ces phénomènes, ont donc sur nous des
répercussions certaines. Elle a d'ailleurs des conséquences si immédiates sur nos climats, sur les caractères de nos saisons, sur la chaleur, sur l'évaporation des mers et le régime des pluies que nous ne
pourrions, même dans l'ignorance des autres faits
que nous mentionnons, la séparer de la météorologie, qu'elle crée. Ceci nous amène à redire quelques
mots des changements climatiques au sujet desquels
nous avions déjà émis l'hypothèse de la possibilité
de causes solaires.

Si nous nous demandons en effet quelles sont les
causes d'ordre astronomique pouvant amener des
différences considérables dans les climats terrestres,
nous en voyons surtout deux que nous qualifierions
volontiers de géantes : ce qu'on pourrait appeler les
particularités gyroscopiques du mouvement (1), pré-
cession des équinoxes et variation d'obliquité de
l'axe, comme cause pouvant influer régionalement ;
et, comme cause *totale*, pouvant modifier gravement
la température moyenne du globe entier, la variation d'excentricité de l'orbite. Ces causes à très longue période dépassent trop l'histoire proprement
dite, celle des sciences, celle de la médecine, pour
nous occuper ; quant à la plus grande cause, celle de
la vie, de l'évolution passée, du vieillissement enfin

1 Celles-ci toutefois, surtout la seconde, étant partiellement sous la dépendance de la Lune.

du Soleil et de la Terre elle-même, elle dépasse trop l'humanité (1). Mais une cause accessible nous reste, dont les effets peuvent être suivis et étudiés ; c'est précisément l'activité variable du Soleil. Elle commande aux étés torrides, aux hivers glacés, elle fixe la nature des rayons lumineux dominant dans l'atmosphère, elle est la dispensatrice des ciels étincelants et des brumes impénétrables, elle règle les souffles desséchants des étendues désertiques et les pluies diluviennes des tropiques, elle fait jaillir du sol inviolé de la forêt équatoriale les innombrables et magnifiques éclosions d'une vie puissante, intense,

1. On sait que la variation de l'excentricité a été invoquée quelquefois pour tenter d'expliquer le grand refroidissement qui survint après le début du paléolithique et dura jusqu'à sa fin ; explication très controversée du reste, selon l'usage constant pour tout problème touchant à la géologie ou à la préhistoire. Ce refroidissement, prodigieux comme durée, porterait non seulement sur les périodes glaciaires (dont certains font une période unique avec quelques alternatives plus ou moins localisées d'augmentation et de retrait des glaciers, insuffisantes pour distinguer plusieurs périodes glaciaires : autre sujet d'interminables discussions), mais sur la période post-glaciaire où vivait l'homme magdalénien, dans un climat plus froid encore, mais très sec, d'où la faible extension des glaces. Notons que les adversaires de l'explication astronomique proposent des explications géologiques tirées de la configuration des continents, des mers, etc. ; ces causes ont *certainement* un rôle dans les changements singuliers de climats observés depuis le début du paléolithique jusqu'à nos jours. Ici nous ne pourrions qu'en dire ce que nous disons des causes astronomiques de variations : elles dépassent trop l'histoire proprement dite et particulièrement l'histoire de la médecine pour pouvoir nous occuper ; elles touchent à celles qui intéressent la vie et l'évolution de la planète et que nous abandonnons comme dépassant même les questions relatives à l'existence de ses éphémères parasites, les hommes.

formidable, démesurée, et elle illumine magiquement d'aurores féeriques les titaniques diamants des glaces polaires. Elle crée l'aridité brûlante des sables et entretient le ténébreux cloaque des marais empoisonnés. Elle fait pulluler la vie microbienne ou l'anéantit. Elle multiplie l'insecte ; elle vivifie, elle réconforte l'homme, ou le déprime. Elle l'enveloppe d'effluves inconnus. De plus, — et ce n'est qu'avec hésitation que nous jetons un timide regard sur ce domaine de l'incertitude, de l'hypothèse, du mystérieux presque, — sous l'effet, si étrange, de la pression lumineuse, on sait aujourd'hui que des poussières plus que microscopiques peuvent flotter dans les espaces interplanétaires, et, venues de certaines planètes, après avoir vogué dans l'Océan éthéré, aborder parfois à d'autres (1). Et si, comme le pense Swante Arrhénius, des spores, malgré l'ultra-violet, malgré le froid de ces immensités, peuvent accompagner ces poussières sans perdre leur vie latente, des points d'interrogation sans nombre apparaissent, dans la brume de ces spéculations, en regard des questions d'épidémicité dont nous nous préoccupions. Ici encore, l'activité solaire et ses variations joueraient le principal rôle. Mais à quoi bon invoquer des possibilités d'action étonnantes, très contestées toutefois, alors que les effets évidents et certains sont prodigieusement multiples et importants ? Aussi nous résumerions-nous volontiers en proclamant, à la fin de ce chapitre — chapitre qui est à

1. Cf. Marcel MOYE, *Éloge de la poussière* (*Bulletin mensuel de l'Académie des Sciences et Lettres de Montpellier*, 1912, p. 95).

peine une introduction — la nécessité de la *météorolo-gie médicale* ; pour *l'astronomie* au contraire, nous dirions qu'elle ne nous semble intéresser la médecine que par cette unique question : les variations de l'activité solaire. Pour étudier ces variations, dont le cycle undécennal est probablement fraction d'un cycle plus vaste (1), dans leurs répercussions possibles sur la vie terrestre et la pathologie humaine, il est souhaitable que des médecins s'adonnent à ce genre d'observations et reprennent la tradition de tant d'ancêtres médicaux qui furent à leur heure astronomes modestes, remarquables ou prestigieux, des Guy de Chauliac, des Fernel, des Copernic.

---

1. A moins que leur étude pendant des siècles ne nous révèle au contraire, comme pour certaines étoiles, de capricieuses irrégularités, répugnant à une loi de périodicité à très longue période. Cette cause a été aussi invoquée (rarement, croyons-nous) comme ayant pu déterminer les progrès extraordinaires de la glaciation à certaines époques géologiques, progrès que beaucoup croient être restés cependant relativement localisés.

CHAPITRE III

Coup d'œil sur les Diathèses

Nous avons longtemps hésité à dire ici quelques
mots sur les diathèses ; ce qui nous y a décidé c'est
que, par certains côtés, les considérations que nous
serons amené à émettre tiennent de très près aux
questions générales dont nous parlons dans d'autres chapitres ; l'examen de certaines théories modernes pose, par exemple, au sujet de ces singuliers
états pathologiques, la question de la généralité des
maladies et de l'importance de l'organe atteint : fait
assez remarquable, les états diathésiques ayant longtemps paru constituer le trouble le plus incontestablement général, intéressant tout le système vivant ;
la diathèse étaitle type de l'affection *totius substantiæ*. Notre répugnance vient de notre certitude de
ne pouvoir éviter bien des obscurités et de l'impossibilité où d'avance nous savons devoir être de toute
conclusion nette. Cet aveu n'étonnera guère. Certes
nous ne manquons pas de théories très intéressantes,
très solidement étayées, très fermes dans leurs affirmations pathogéniques sur les diathèses en général

ou certaines diathèses en particulier : c'est bien cette multiplicité qui déconcerte. On ne saurait conclure qu'à la condition d'adopter l'une et de rejeter les autres : ce qui jusqu'à présent paraîtrait injustifié et n'aurait que la valeur d'une opinion personnelle. Depuis quarante ans que Bouchard écrivait son magnifique ouvrage sur les maladies par ralentissement de la nutrition, la bradytrophie n'a pas semblé toujours suffire à expliquer les faits observés ; d'autres théories ont été émises ; d'importants travaux ont paru, et paraissent presque quotidiennement, sur l'arthritisme, la goutte, le diabète.

Le tout donne l'impression qu'au sujet de ce groupe morbide — peut-être lui-même arbitraire — rien n'est définitivement acquis, et qu'on ne peut prévoir à quoi l'on s'arrêtera. Nous sommes toujours en pleine période d'études, chaque jour apporte des travaux nouveaux, des recherches nouvelles, des conceptions nouvelles ou des preuves diverses à l'appui de conceptions déjà soutenues ; il serait extrêmement difficile, en les signalant, d'être complet et surtout d'être suffisamment *actuel*, nos idées, flottantes, changeantes, étant en pleine évolution et n'offrant aucune stabilité. On redirait volontiers la formule latine jadis apprise aux mauvais jours de notre adolescence, exprimant que la sentence est encore à rendre, que la cause n'est point tranchée par le juge ; mais il faudrait ajouter qu'ici les juges, nombreux, ne sont guère près de s'entendre et d'adopter une opinion commune. Bien des débats auront lieu avant que l'on arrive à cette sentence unanime.

Sur une question aussi éloignée de sa solution que celle des diathèses, il serait donc bien difficile de tirer des idées modernes, insuffisamment fixées, des arguments en faveur de telle ou telle conception ancienne (1), au cas où nous accorderions principalement notre attention à ce point de vue historique. Certaines des conceptions de nos devanciers ont d'ailleurs perdu pour nous une part de leur intérêt antétérieur depuis qu'un très grand nombre d'affections ont émigré hors du cadre nosologique des diathèses (2). La spécificité des diathèses est dans ce cas; défendue passionnément par eux, elle ne nous paraît guère aujourd'hui avoir de sens bien précis, à l'inverse de la spécificité des maladies infectieuses ; elle avait au contraire une portée très grande pour les vieux Montpelliérains (3) ; ceux-ci, rangeant sous la

1. Nous avons détaillé plus longuement, dans *E. E. M.* les conceptions des vieux Montpelliérains sur les diathèses, Nous y avons, en particulier, étudié sommairement les distinctions, très importantes chez eux, un peu dédaignées aujourd'hui, entre maladie, affection, diathèse, tempérament, etc. (Chapitre des *Diathèses* et de l'*Effort Médicateur naturel.*)

2. Cette réserve ne s'applique, comme nous le disons, qu'à *certaines* conceptions ; beaucoup d'autres, même si on ne les admet plus que très modifiées étaient bien plus profondément justes que celles des écoles rivales. Cf. SARDA, *ouvr. cité.* Nous-même avons insisté sur quelques-unes d'entre elles : l'idée d'un trouble *latent, permanent, général* ; d'une *modification dynamique* en cause, même en dehors de toute manifestation sensible ; celle de la valeur médicatrice relative de quelques manifestations diathésiques (accès de goutte), etc.

3. Ce n'est que dans la deuxième moitié du XIX' siècle que certains montpelliérains, Anselme JAUMES principalement, commencent à rejeter l'idée de spécifité des diathèses.

dénomination de diathèses le cancer, la scrofule, la goutte, opposaient la multiplicité de ces troubles morbides et leurs caractères très particuliers aux doctrines d'écoles qui, lorsqu'elles ne rejetaient pas les diathèses, voulaient les réduire à de simples manifestations, plus ou moins intenses, de « l'irritation » (1), ou inclinaient à n'en voir que deux opposées, caractérisées par un état de sthénie ou d'asthénie (2). Comment, demandaient-ils, l'irritation suffirait-elle à expliquer des états morbides si profondément différents ? De telles questions, très judicieuses, n'ont [plus aujourd'hui bien grande portée.

Nous venons, dès le début, de nous plaindre de l'obscurité qui règne sur toutes les questions relatives aux diathèses ; cette obscurité nous gêne en effet dès les premiers pas ; on sait la difficulté que l'on a à définir le mot diathèse, la multiplicité des définitions que l'on a proposées et leur étrange dissemblance (3). Nous renonçons, sans tenter le moindre effort dans ce sens, à entreprendre la tâche, trop ardue, de triompher à notre tour de cette difficulté ; mais notre paresse reçoit vite son châtiment, car nous nous heurtons immédiatement à un obstacle plus considérable encore. Nous aurions en effet voulu dire quelques mots sur les diathèses sans définition préalable ; mais cela eût impliqué l'existence d'un accord tacite au sujet de ce qu'on entend par diathèses, au moins chez les contemporains. Or cet

1. BROUSSAIS.
2. RASORI.
3. *E. E M.*, début du chapitre des *Diathèses.*

accord n'existe précisément pas : il y a au moins deux grandes conceptions générales de ce qu'on doit entendre par diathèses, conceptions qui entraînent l'admission sous ce vocable d'espèces nosologiques différentes.

L'une exclut énergiquement de la classe des diathèses tout trouble d'origine infectieuse. Elles tendraient alors à se réduire à la diathèse ou à la *famille diathésique* herpético-arthritique, cette famille étant peut-être — disons-le par anticipation — un groupe d'attente.

Lorsqu'un organisme a subi une imprégnation toxique et a lutté contre l'intoxication par des processus réactifs divers, ceux-ci peuvent laisser après eux des modifications permanentes des tissus, des humeurs, des organes, des glandes, des cellules, de leurs fonctions; ces processus de guérison sont donc susceptibles de laisser à demeure des troubles, des aptitudes pathologiques; plus que des aptitudes : de véritables manières d'être pathologiques. Ceci peut être vrai non seulement des auto-intoxications (dont les relations avec les diathèses sont incontestées), mais des intoxications exogènes; des intoxications d'origine parasitaire, des infections. Une atteinte infectieuse serait donc capable d'entraîner à sa suite une véritable *disposition* morbide. Étendre à ces états morbides, à ces dispositions, la dénomination de diathèse (ce qui est au moins étymologiquement inattaquable), telle est la deuxième conception générale, qui subit quelques légères variations avec les auteurs, et que nous avons essayé de formuler synthétiquement le plus simplement qu'il nous a été possible. Certains états post-infectieux seraient classés diathèses dans cette conception (1), dont M. Chantemesse a été un des plus ardents protagonistes ; il insiste particulièrement sur les troubles humoraux, revenant sur la vieille notion, confirmée et précisée par le laboratoire moderne, d'*humeur peccante* ; il attache aussi d'ailleurs une grande importance aux anomalies durables des tissus, à la persistance de colonies microbiennes mises dans l'impossibilité de provoquer des manifestations aiguës mais capables encore de nuire, de nécessiter un travail lent et continu de lutte et de défense. C'est ainsi que M. Chantemesse admet, par exemple, une diathèse post-typhique.

Parmi les Montpelliérains contemporains, M. Vires inclinerait quelque peu vers une conception de ce genre.

La syphilis a-t-elle droit au titre de diathèse ? La chose a été fort discutée. La plupart des vieux Montpelliérains la considéraient comme diathèse; quoique le fait qu'elle est un état morbide *acquis* et dû à un virus contagieux, leur parût bien excep-

---

1. « Sous l'influence de l'introduction de poisons et de microbes divers, l'organisme s'intoxique et s'infecte... Mais en même temps... il réagit aux atteintes et se met dans un état de défense particulier... Lors des attaques ultérieures, cet état de défense se traduit par des réactions diverses .. Or ces réactions... défensives par leur nature peuvent être pathologiques par leurs conséquences : ce sont alors les *diathèses*. Celles-ci, à leur tour, peuvent engendrer des maladies en favorisant les toxi-infections ou les troubles métaboliques. Cercle vicieux ». J. GALUP, *le Lymphatisme diathèse d'anaphylaxie-immunité. Une conception générale des Diathèses* (*Presse Médicale*, 19 avril 1913, p. 317).

tionnel. Parmi les modernes, Grasset la considérait volontiers comme diathèse-type (1). Hors Montpellier, le professeur Chantemesse regarde le syphilitique comme diathésique. M. Bailhache, dès 1897, dans sa thèse inaugurale (2), soutenait une conception curieuse tendant à montrer qu'on pourrait admettre, après les premières manifestations de la syphilis acquise, une *diathèse parasyphilitique* (3). Jusqu'à un certain point les premières manifestations de la syphilis acquise et l'état pathologique du syphilitique de vieille date, dans la conception de M. Bailhache, seraient comparables à la typhoïde et à la diathèse post typhique dans la conception de M. Chantemesse.

Enfin les états hérédo-infectieux pourraient être considérés, d'après certains, comme diathésiques.

Nous avons cru devoir accorder ces quelques lignes à ces conceptions de la diathèse avant d'aborder le groupe herpético-arthritique. Ajoutons que

1. GRASSET a rejeté ailleurs les maladies d'origine parasitaire du cadre nosologiqne des diathèses. Lorsqu'il classait la syphilis au nombre des diathèses, sa nature parasitaire n'était pas établie ; toutefois elle était nettement pressentie.

2. BAILHACHE, *Contribution à l'étude des Diathèses*, thèse de Paris, 1897.

3. Nous avons nous-même (*E.E.M.*, p. 106) écrit quelques lignes plutôt favorables à la conception de la syphilis-diathèse, sans l'adópter absolument ; lignes qui peuvent se résumer en ceci : c'est qu'une fois la syphilis installée depuis quelque temps dans un organisme, elle présente des analogies réelles avec une diathèse. Ajoutons immédiatement que du fait même qu'elle est parasitaire, elle offre certains caractères nettement différents des diathèses proprement dites : notamment dans les moyens d'action médicamenteux que nous gardons contre elle.

notre maître, le professeur Sarda, bien qu'il fût un des représentants et des admirateurs fidèles de la tradition montpelliéraine en pathologie générale, était absolument opposé, non sans de très sérieux arguments, à l'acceptation, au nombre des diathèses, de tout état d origine parasitaire, et jugeait que c'était là obscurcir la notion de la diathèse. Nous croyons que c'est l'opinion le plus généralement admise, malgré l'autorité de certains de ses contempteurs.

Si l'on examinait tout ce qui, à différentes époques, a pu être considéré comme diathèse, nous y trouverions des choses très diverses, qu'on pourrait classer sommairement en trois groupes :

I. En premier lieu, nous trouverions quelques affections qui ne sont plus considérées aujourd'hui comme diathésiques.

II. En second lieu, des états post-infectieux acceptés de nos jours par certains comme diathésiques, rejetés par d'autres : états où un organisme, ayant subi l'imprégnation d'un virus, profondément modifié dans ses réactions humorales, ou de manière plus générale ayant réagi par divers processus à une attaque parasitaire, a acquis une manière d'être spéciale, définitive ou de longue durée, consécutive à cette atteinte : manière d'être pouvant persister longtemps, même en dehors de toute manifestation apparente ; on pourrait en rapprocher les intoxications chroniques ; — ces diathèses ou simili-diathèses (si on nous tolère ce monstrueux hybride) présenteraient quelques points de contact avec certaines diathèses de nos devanciers.

III. Ce qui nous resterait des diathèses après éli-
mination des deux classes précédentes et qui com-
prendrait le diabète, l'obésité, la goutte, etc., va
nous intéresser maintenant tout particulièrement.
De très nombreuses théories ont été émises à leur
sujet depuis trente-cinq à quarante ans, et surtout
dans les dernières années ; un petit nombre d'entre
elles, comme on va le voir, les rapprocheraient assez
singulièrement du groupe précédent, groupe liti-
gieux dont nous venons de dire quelques mots, d'autant plus nécessaires.

Nous allons constater d'ailleurs, dans leur examen plus que rapide, ce que nous avions fait prévoir : chacune renferme certainement un peu de
vérité, aucune n'est de nature à nous satisfaire pleinement. Nous nous excuserons d'avance de notre
extrême brièveté sur chacune d'elles ; nous omettons non seulement des théories singulières susceptibles d'un succès éphémère dû plus à leur étrangeté
qu'à leur valeur, mais bien des théories sérieuses,
passibles, au surplus, des mêmes objections que
d'autres dont nous parlerons : nous nous bornons
presque à une énumération des principales ; il faudrait, pour pouvoir leur accorder un peu plus d'attention, une étude qui leur fût exclusivement consacrée ; rappelons à titre de critique générale que,
quel que soit leur mérite, leur multiplicité par elle
seule en est le plus important facteur de faiblesse,
car elle montre la part énorme de l'incertitude, la
très grande latitude laissée par notre ignorance aux
interprétations personnelles.

Nous laisserons dans l'oubli les *théories infec-*

tieuses proprement dites (et non post-infectieuses) qui ont voulu faire des diathèses de véritables maladies microbiennes, dues à un agent contagieux au même titre que la tuberculose. Notons seulement que le rhumatisme articulaire aigu que l'on avait classé dans la famille de l'arthritisme n'a pas les caractères d'un trouble franchement diathésique et paraît bien plutôt être une maladie infectieuse évoluant de préférence sur un terrain arthritique.

Rappelons pour mémoire la grande théorie du ralentissement de la nutrition de Bouchard, et, datant à peu près de la même époque, les travaux de Lancereaux sur l'herpétisme, où l'auteur tendait à mettre à la base des affections diathésiques un trouble du système nerveux. De nos jours, divers auteurs français et anglais inclinent vers des explications pathogéniques des diathèses fondées également sur une anomalie du dynamisme nerveux. Remarquons, sans nous y appesantir, qu'il n'y a pas antinomie entre les théories basées sur une perturbation de la nutrition et celles basées sur un trouble nerveux, les fonctions cellulaires étant directement influencées par le système nerveux.

On a incriminé des troubles digestifs comme causes possibles des états diathésiques, Bouchard lui-même avait pensé au rôle possible de la dilatation gastrique. Des troubles de la flore intestinale avec état subinfectieux constant ont été depuis invoqués. Ces tentatives d'explications pathogéniques n'apportent rien que de très vraisemblable : elles ne font qu'admettre un rôle peu contestable de certaines intoxications permanentes, auto-intoxications

ou formes d'intoxications assez comparables à l'auto-
intoxication, dans la genèse des diathèses. Mais il
paraît bien excessif de leur accorder l'importance
d'un facteur unique, à l'exclusion de tout autre; non
seulement cette importance serait usurpée, mais ce
facteur peut manquer.

La cause des états diathésiques a été cherchée (1)
dans la surnutrition générale et dans celle portant
seulement ou principalement sur diverses catégories
d'aliments : tout un groupe de théories correspondent à ces conceptions ; elles aussi tombent en
défaut dans certains cas. Beaucoup plus vague est
la cause invoquée par Laumonier, le surmenage —
mais un surmenage compris d'une façon extrêmement vaste qui pourrait aussi bien être l'excès de travail musculaire, l'excès de travail mental, que la
fatigue particulière à un organe (2), à un groupe

1. Nous ne pouvons citer tous les travaux modernes relatifs aux diathèses et à leur pathogénie. Signalons, parmi
beaucoup d'autres, et plus particulièrement à propos des
théories que nous allons examiner, ceux de MAUREL (de
Toulouse) sur la surnutrition et sur l'influence du régime
chez l'arthritique; de LAUMONIER sur l'arthritisme, la surnutrition et le surmenage ; de CASTAIGNE et RATHERY sur
le diabète, la goutte, l'obésité; de LÉPINE sur le diabète ;
de LÉVI sur l'insuffisance thyroïdienne ; de PONCET et LE-
RICHE sur les relations de l'arthritisme et de la tuberculose; de GLÉNARD sur l'hépatisme; de LINOSSIER sur la pathogénie de la goutte ; d'ALLEN (de New-York), de Marcel
LABBÉ sur le diabète et son traitement, etc. Rapprocher
également l'article de GALUP déjà cité.

Le Dr MONTGRÉ a fait dans une revue encyclopédique
connue, le Larousse mensuel, en novembre 1913, un exposé
très clair des principales théories de l'arthritisme proposées
jusqu'à cette date; mais nous ne saurions adopter ses conclusions.

2. Qui de ce fait subirait précocement une sorte de séni-

d'organes, à une fonction ; l'excès de bonne chère serait une variété de ce surmenage. On a constaté de très curieuses relations entre azotémie et diathèse arthritique ; le rôle du surmenage dans la production de déchets azotés est certain ; mais ce facteur banal, trop banal, ne saurait expliquer l'arthritisme. Tout le monde n'est pas arthritique, et qui n'est aujourd'hui exposé au surmenage, entendu d'une manière aussi compréhensive ? Il est incontestablement un des facteurs qui favorisent l'arthritisme, facteur important mais non obligatoire ; nous croyons qu'il serait exagéré d'en dire davantage et n'en retiendrons qu'une chose, déjà connue : c'est que tout surmenage est une intoxication (1). Le plus grand nombre des théories émises au sujet des diathèses admettent d'ailleurs comme substratum une intoxication lente.

Avec Poncet et Leriche, nous trouvons une conception beaucoup plus originale que la précédente. Elle peut se résumer à peu près en ceci : l'arthritisme serait la diathèse post-tuberculeuse (2), définie sensiblement comme nous avons défini tout à l'heure la diathèse du groupe contesté, que beaucoup considèrent comme pseudo-diathèse. L'arthritisme serait

lité, la sénilité proprement dite pouvant se rapprocher, d'après certains auteurs, des états diathésiques ; elle est du reste une véritable auto-intoxication.

1. Le rôle du surmenage dans l'étiologie de l'arthritisme, dont il peut être un facteur au moins adjuvant, est une des plus vieilles notions cliniques : nous avons signalé (*E. E. M.*, p. 102, note 1) les avis de CÆLIUS AURELIANUS, d'AËTIUS, de PAUL d'EGINE, de PANAROLI, de BARTHEZ.

2. Ou presque toujours post-tuberculeuse.

donc la suite fréquente, accompagnée naturellement d'un certain degré d'immunité antituberculeuse, d'une première atteinte fruste de tuberculose bénigne. Cette théorie repose sur des constatations de tuberculoses torpides chez des arthritiques. Mais si étonnante soit la proportion de ces constatations donnée par les auteurs, elles ne sont pourtant pas constantes. D'autre part cette théorie repose sur un antagonisme rarement contesté entre arthritisme et tuberculose, mais cet antagonisme ne donne pas nécessairement lieu à une interprétation de ce genre. Nous y reviendrons bientôt.

Mentionnons sans nous y arrêter une intéressante conception anatomo-pathologique de Hanot qui rapproche l'arthritisme de la sclérose, et terminons enfin cette rapide revue par les théories glandulaires.

Toute une série de théories sur les diathèses est en effet basée sur le rôle causal de troubles des glandes endocrines; il semble que l'importance de ces théories ait grandi considérablement au cours des dix dernières années. Il convient d s'occuper d'abord, à titre de transition, de l'hépatisme de Glénard, sorte d'insuffisance hépatique minima : l'hépatisme touche, en raison de la complexité des fonctions du foie, à divers groupes d'explications pathogéniques; notamment à celui, déjà signalé, des troubles digestifs. Le trouble par *hypohépatisme* serait très faible mais continu, persistant. Cette explication particulièrement intéressante est l'expression d'une vérité clinique fréquente ; mais elle est trop exclusive et ne saurait s'appliquer à tous les cas. Glénard n'a d'ailleurs jamais songé à le prétendre et, tout au contraire, considère l'arthritisme comme le groupement arbitraire d'une foule d'états morbides non encore logiquement classés, groupement dont il veut distraire l'hépatisme en l'identifiant de façon précise. On a pu soutenir cependant qu'un certain degré d'insuffisance hépatique paraissait nécessaire pour rendre possibles la plupart des maladies du groupe arthritique ; cette insuffisance a été effectivement constatée bien des fois : ce qui n'est pas pour nous surprendre, une faible diminution d'une fonction antitoxique équivalant à une intoxication lente (1).

Le reproche de ne pouvoir s'appliquer à tous les cas se répètera à chacune des explications pathogéniques basées sur les troubles du fonctionnement de certaines glandes. Nous nous bornerons à signaler, avant de quitter la fonction hépatique, qu'on a même voulu incriminer un lobe spécial du foie.

Parmi les glandes franchement endocrines mises en causes à propos des diathèses, on trouve en premier lieu le corps thyroïde. Les troubles thyroïdiens ont un rôle incontestable dans l'obésité, ou tout au moins dans certaines obésités. Les relations entre l'insuffisance thyroïdienne et d'autres maladies dia-

---

1. L'asthme, dont l'origine arthritique est le plus souvent admise, présente avec l'insuffisance hépatique des relations extrèmement nettes. Certains asthmatiques guérissent leur asthme en soignant leur foie. Nous en observions il y a un an un cas bien caractérisé chez un homme habituellement très bien portant en apparence, depuis qu'il soignait son foie, mais que de faibles crises d'asthme rappelaient à la sagesse diététique dès qu'il le négligeait.

thésiques ont été nettement établies. On a voulu faire de tout l'arthritisme l'état de petite insuffisance thyroïdienne.

L'influence de la fonction interne du pancréas, à peu près incontestée dans certains diabètes, a été étendue par plusieurs auteurs au diabète en général, sans qu'il y ait là plus qu'ailleurs une certitude absolue (1).

La fonction surrénale a été accusée de n'être pas sans effet sur certaines diathèses, ne fut-ce que par un antagonisme hypothétique vis à vis de la fonction interne du pancréas. Les principaux éléments glandulaires dont le fonctionnement anormal a été considéré comme facteur possible d'états diathésiques sont donc : le foie, un lobe spécial du foie, l'îlot de Langerhans, le corps thyroïde, les capsules surrénales ; l'hypophyse elle-même n'a pas été oubliée. Enfin une autre conception basée sur les troubles glandulaires est née de l'insuffisance même de ces théories : la théorie panendocrinienne vient synthétiser toutes les autres tentatives d'explications des diathèses par des troubles de certaines sécrétions endocrines particulières.

Nous devons reconnaître le très grand intérêt de cette théorie qui repose sur un certain nombre d'observations cliniques, de faits expérimentaux, et groupe harmonieusement les théories endocri-

1. Après quelques mots accordés à diverses théories, ALLEN conclut : « The best established and most generally accepted theory is that diabetes result from deficiency of the internal secretion of the pancreas. » Frederick M. ALLEN, *The treatment of diabetes* (*Boston medical and surgical journal*, 18 février 1915).

niennes particulières ; toutes renfermaient, nous l'avons dit, une part importante de vérité ; toutes, prises sous une forme absolue, seraient fausses, en ce sens que c'est une erreur que de prendre une partie de la vérité pour la vérité. On peut admettre fort bien un trouble général de la fonction endocrine totale pouvant dans certains cas affecter de façon prépondérante ou même parfois presque exclusive telle ou telle sécrétion.

Cette théorie n'est pas en contradiction avec les théories nerveuses. Qui dit sécrétion dit acte physiologique complexe, influençable par de très multiples facteurs, mais placé surtout sous la dépendance directe du dynamisme nerveux ; l'expérimentation même banale le prouve surabondamment. Qui dit trouble sécrétoire dit, par conséquent, trouble de ce dynamisme nerveux. Entre le système nerveux d'une part, la fonction endocrine de l'autre, il y a d'ailleurs jeu complexe d'actions et de réactions réciproques. Les désordres provoqués de cette fonction, notamment par l'ablation de certaines glandes, sont à leur tour facteurs de troubles du système nerveux. On peut donc concevoir une théorie neuro-endocrinienne de la pathogénie des diathèses.

Personnellement nous sommes porté à accorder une très grande importance à la théorie endocrinienne généralisée. Mais cette généralisation nous amène à pousser plus loin encore dans ce sens et à nous demander immédiatement pourquoi nous limiterions à certains organes, à certaines glandes, la fonction endocrine. Toute cellule n'est-elle pas une glande endocrine ? Ce que nous nommons glande endocrine n'est que le groupe organisé de cellules plus différenciées, plus spécialisées en vue de telle ou telle fonction endocrine ; mais la fonction endocrine elle-même est chose extrêmement banale. Toute cellule est en perpétuel mouvement d'échanges avec le milieu. Quand la cellule n'est pas isolée, qu'elle fait partie d'un organisme supérieur, le milieu où elle est plongée est cet organisme lui-même. Certaines causes peuvent avoir une action élective sur certaines glandes spécialisées ; mais une cause qui agirait, même avec prépondérance variable selon la glande considérée, sur toutes les fonctions endocrines ne saurait être conçue comme n'agissant point sur la fonction endocrine banale, celle de chaque cellule, sur les relations d'échanges humoraux entre cellules. Elle ne peut d'ailleurs agir sur la sécrétion déversée par la cellule au dehors d'elle-même qu'en modifiant profondément son travail intime d'élaboration, en bouleversant ses fonctions cellulaires (1). Une viciation des fonctions intimes de la cellule, avec trouble des échanges (pouvant accessoirement avoir pour effet, dans certains cas, le trouble prédominant d'une ou de quelques sécrétions endocrines), voilà la conception à laquelle nous amènerait l'examen des théories endo-

1. Rappelons ici que la cellule est déjà un monde très complexe ; elle n'est plus « cette unité dernière à laquelle devait s'arrêter pour VIRCHOW l'analyse des actes pathologiques » ; — on pourrait dire, de façon plus générale, des actes vitaux. « Elle a comme un organisme véritable... », etc. WIDAL, *leçon citée*.

criniennes. Cette viciation des fonctions cellulaires pourrait d'ailleurs être elle-même précédée, préparée, causée, entretenue par un trouble du dynamisme nerveux. Ainsi, après un vaste circuit, nous reviendrions presque à notre point de départ : nous en arriverions à regarder comme les plus admissibles des conceptions qui nous rappellent de bien près celles de Bouchard et de Lancereaux par lesquelles nous avions commencé notre examen sommaire. Parler du trouble des fonctions intimes de la cellule et de ses échanges avec le reste de l'organisme, c'est parler de trouble du métabolisme. Nous estimons donc n'être pas bien éloigné de la bradytrophie de Bouchard, sous les réserves que nous allons émettre plus loin.

Nous pouvons donc conserver toujours la « notion de trouble général..... chère à l'Ecole de Montpellier » (1), regarder encore avec elle les états diathésiques comme « des faits pathologiques généraux dans lesquels la lésion d'organe est tout à fait secondaire, souvent effacée..... » Mais, considéré dans sa cause, ce trouble général continue à être pour nous très obscur Quelle que soit la théorie à laquelle vont nos préférences individuelles, nous y voyons tous, le plus souvent, un état d'intoxication lente, favorisé par toutes sortes de facteurs ; nous croyons y saisir parfois le rôle prépondérant de l'affaiblissement d'une fonction antitoxique ; nous constatons dans bien des cas la viciation prédominante d'une sécrétion endocrine ; nous sommes logiquement

1. **SARDA**, *ouvr. cité*.

amenés à admettre une certaine complicité du système nerveux ; nous entrevoyons dans des cas très particuliers l'importance possible d'un déséquilibre moléculaire (1) ; nous sommes incapables d'affirmer avec certitude qu'est-ce qui est essentiel, qu'est-ce qui est primitif dans cet ensemble pathologique. L'idée de ralentissement de la nutrition, dans beaucoup de cas, paraît profondément juste et offre à la thérapeutique un fondement solide, mais, dans certains cas, est peut-être fausse.

L'arthritisme même a-t-il sa raison d'être ? Nous avons déjà dit, incidemment, qu'il pourrait bien n'être qu'un groupement arbitraire et d'attente. Bouchard, Le Gendre, ont établi l'existence de liens de parenté entre rhumatisme, gravelle, obésité, goutte, asthme, diabète, etc. Mais ces parentés sont parfois très discutables. Il y a probablement des diabètes dissemblables comme pathogénie et de significations différentes. On a distingué parfois certaines formes de diabète du diabète arthritique. Quelques auteurs ont proposé de rayer tout le diabète de l'arthritisme. Le fait de grouper des espèces nosologiques très obscures quant à leur pathogénie, et dont le lien n'est pas absolument évident, sous le vocable commun d'arthritisme, est d'une légitimité douteuse ; il contribue à discréditer la notion de diathèse (2) ; ce vocable n'éveille d'ailleurs qu'une

---

1. Ou plus exactement portant sur les ions métalliques, à ce qu'on a prétendu.

2. Voir par exemple les critiques que dès 1890 M. Hervouet émettait à ce sujet dans la *Gazette médicale de Nantes*.

idée assez imprécise. L'arthritisme, que quelques-uns ont irrévérencieusement nommé, en raison des différences pathogéniques possibles des divers états morbides qu'il prétendrait réunir, la diathèse à tout faire, devra vraisemblablement être dissocié. Lorsqu'on connaîtra mieux la pathogénie des diverses espèces nosologiques qui le composent, on verra mieux l'explication de la parenté entre certaines d'entre elles ; mais on verra sans doute aussi des différences entre d'autres, peut-être encore identiquement dénommées (diabète par exemple).

Abandonnant pour l'instant les côtés inconnus de cette pathogénie, nous constatons déjà dans le trouble du métabolisme des éléments importants de classification des divers états diathésiques, selon la nature des aliments sur lesquels porte principalement ou uniquement ce trouble : hydrates de carbone, albuminoïdes, corps gras (1). Ce pourrait être là la base d'une division logique. Diverses variétés de diabète paraissent porter exclusivement ou presque sur l'une de ces classes, d'autres sur plusieurs, d'où des formes cliniques très différentes (2). Toute-

1. Cette conception est une des principales de M. VIRES, qui compte, croyons-nous, développer prochainement plus en détail ses idées sur les diathèses et tenter une mise au point de la question. C'est à ces idées que nous consacrons les lignes qui terminent ce paragraphe.

2. Le professeur Marcel LABBÉ dont les travaux sur le diabète sucré viennent récemment de paraître réunis en un volume (Paris, 1920) a, dès le Congrès de Médecine de Londres (6-12 août 1913), appelé l'attention sur le fait que les différences d'allure clinique et de gravité de certains diabètes pouvaient être dues à ce que le trouble du métabolisme porte à peu près uniquement sur les hydrates de

fois bien des troubles diathésiques présentant entre eux des analogies réelles pourraient toucher aux divers métabolismes, d'où une complication inévitable.

Une autre distinction mérite d'être faite au sujet du trouble du métabolisme. Dans chacune des classes chimiques d'aliments, le métabolisme peut être modifié de plusieurs façons différentes, que le professeur Vires exprime volontiers d'une triple expression frappante dans sa concision : par *hyper*, par *hypo* et par *dys*. Il peut y avoir anomalie par exagération, par diminution et probablement aussi, dans certains cas, par un trouble plus complexe du chimisme, non plus purement quantitatif comme les deux premiers : par viciation proprement dite. Nature du trouble de la nutrition (*hyper*, *hypo* ou *dys*) dans les divers cas ; groupe de corps sur lequel il porte principalement ou exclusivement ; relations de ce trouble avec les manières d'être spéciales à un organisme en état post-infectieux ou hérédo-infectieux, tels sont les trois grandes questions que les travaux futurs éclaireront sans doute de plus en plus, et dont la solution permettra celle du problème général des diathèses.

Les quelques lignes que nous avions voulu consacrer aux diathèses devraient normalement s'arrêter ici. Une question secondaire a cependant encore sollicité notre attention, et nous avons été tenté d'énoncer quelques remarques à son sujet. Bouchard n'avait

carbone ou à la fois sur ceux-ci et les albuminoïdes, réalisant ainsi deux types de diabète, *avec* ou *sans* équilibre azoté.

considéré que le trouble par *hypo* ; le trouble par *hyper* va nous retenir quelques minutes. Tout l'arthritisme, pour Bouchard, était la bradytrophie. Nous avons déjà dit que la bradytrophie (même généralisée, et non spéciale à un groupe d'aliments) devait bien être, assez souvent, le *fond* de beaucoup d'états diathésiques. L'état inverse n'existe-t-il pas, ui aussi ? Nous avons toujours admis des ralentis de la nutrition. N'y a-t-il pas, à l'opposé, des accélérés de la nutrition ? (pour lesquels on pourrait créer le terme de *tachytrophie*, ou, si l'on préfère, *d'élixitrophie ?*) Certains auteurs ont fait remarquer que dans certaines formes de diabètes graves, on pouvait bien plus justement parler d'accélération que de ralentissement. La chose paraît surtout nette à quelques-uns dans la prétuberculose. L'invasion bacillaire et l'impuissance de l'organisme à la combattre seraient préparées par un trouble des échanges chez les prédisposés, qui seraient de véritables accélérés de la nutrition (1).

Sans prétendre trancher la question, nous croyons devoir insister sur l'antagonisme entre arthritisme et tuberculose, d'autant que l'opinion contraire a été assez récemment soutenue par un auteur qui a cru

---

1. Nous avons déjà, il y a onze ans, parlé de trouble nutritif prétuberculeux ou hérédo-tuberculeux (*E. E. M.*, p. 96) et écrit ces lignes (*ibid.*, p. 107) : N'existe t-il pas en général chez l'individu en imminence de tuberculose un état déjà pathologique, une manière d'être spéciale, un trouble particulier dans les échanges nutritifs, en un mot un état diathésique comparable à l'arthritisme, mais différent de l'arthritisme et probablement opposé à lui, état qui précède et prépare l'atteinte bacillaire, « disposition » transmissible héréditairement...? etc.

devoir parler de la *tuberculose par arthritisme*.
Nous pensons que de nos jours cette opinion reste
exceptionnelle. La plupart des cliniciens nous paraissent admettre l'opposition entre arthritisme et tuberculose. Mais il faut bien faire cette réserve que
dans l'arthritisme, conçu comme bradytrophie, certaines affections n'ont pas leur place normale et que
ce groupe, nous le rappelons, est destiné à être dissocié ou tout au moins profondément remanié C'est
donc d'opposition entre tuberculose et bradytrophie
que nous entendons parler.

Nous ne saurions mentionner tout les partisans
de l'antagonisme : nous citerons au hasard les pro-
fesseurs Lemoine, de Lille, Sarda et Vires, de Montpellier ; ces deux derniers ont colligé, à l'appui, des
observations assez probantes et ont cru devoir, dès
la fin du siècle dernier, conclure en sa faveur (1).

L'asthme, dont on a fait un membre de la grande
famille arthritique et qui offre avec l'arthritisme
des rapports incontestés, paraît présenter aussi un
véritable antagonisme vis-à-vis de la tuberculose (2).
La thérapeutique opposée de la tuberculose et de
l'arthritisme est un argument important dans le sens
de l'antagonisme. Des preuves ethniques viennent
encore à l'appui de cette opposition, des races où la

1. Nous avons cité ailleurs (*E. E. M.*, p. 107) leurs travaux
sur cette question, et signalé un cas très net observé par
nous-même dans le service hospitalier que dirigeait M. VIRES.
Nous suivions avec intérêt, à cette époque, un cas assez
analogue chez une de nos connaissances personnelles, cas
qui nous a paru, par la suite, tout aussi caractéristique.

2. Cf. par exemple DELTHIL, *l'Asthme, Etiologie, Pathogénie, Traitement* (Paris, 1917).

disposition arthritique est très marquée étant assez rebelles à la tuberculose.

Enfin rappelons que la conception de la diathèse post-tuberculeuse de Poncet est en partie basée précisément sur la constatation de cet antagonisme. On peut d'ailleurs songer, en présence de cette conception, à une sorte d'inexactitude chronologique possible. Poncet disait : atteinte fruste, bénigne de tuberculose, par la suite, état spécial, manière d'être, *disposition* spéciale, avec tendance à une certaine immunité vis-à-vis de cette maladie. On peut se demander si on ne devrait pas intervertir les termes et dire : disposition spéciale, mode particulier des échanges nutritifs, hostile à l'invasion tuberculeuse, créant un terrain impropre à cette invasion et conférant par conséquent une certaine immunité antituberculeuse; par suite, caractère remarquablement fruste et bénin des atteintes constatées.

L'existence d'une véritable disposition, d'une manière d'être spéciale de l'organisme, favorable à la tuberculose, paraît une réalité incontestable, en dehors de toute hypothèse sur sa nature intime ; mentionnons toutefois, au sujet de cette nature, qu'on a parfois invoqué ici, tout comme pour l'explication pathogénique de l'arthritisme, des troubles par insuffisance de sécrétions endocrines. Il est important d'observer que, si l'opposition entre arthritisme et tuberculose est peu contestée, en revanche on est presque unanime à ne voir dans l'état qui précède la tuberculose et lui est favorable que cette chose vague, mal définie, qu'on nomme prédisposition. Or,

si la réalité d'un trouble effectif des échanges ou des
sécrétions était établie d'une manière absolument
certaine, il n'y aurait plus là simple prédisposition,
mais véritable *disposition*, état franchement diathésique (1). Il n'y aurait point lieu de refuser à l'état
d'aptitude à la tuberculose (2) le titre de diathèse
plutôt qu'à des états morbides reconnaissant eux
aussi comme cause possible un trouble de la nutrition ou des sécrétions glandulaires ; et en ce cas
nous aurions affaire à une diathèse prétuberculeuse
opposée au vieil arthritisme (modifié sur quelques
points) dont Poncet faisait la diathèse post-tuberculeuse, une diathèse favorable et une diathèse hostile. Au risque de paraître revenir aux deux types
diathésiques opposés de Brown, de Rasori, nous
adopterions personnellement assez volontiers l'idée
de ces deux grandes *dispositions* opposées, élixitrophie d'une part, bradytrophie de l'autre, celle-ci
pouvant toujours correspondre à un arthritisme
revu et corrigé.

Corrigé, disons-nous, nous devrions dire surtout
épuré. Pour que l'arthritisme, conçu comme bradytrophie, pût être maintenu, il faudrait surtout le
débarrasser des états morbides où la bradytrophie
est très contestable et qui au contraire sont probablement imputables à une accélération de la nutri-

1. Nous nous sommes expliqué longuement (*E. E. M.*, *les
Diathèses*) sur la distinction faite par l'Ecole de Montpellier
entre prédisposition et diathèse. Nous n'y revenons pas.

2. Nous avons employé pour le désigner (*E. E. M.*) le
terme barbare de tuberculophilie; on pourrait employer
celui, plus régulier mais encore un peu étrange, *d'ica-
nophtisie*.

tion. Mais nous répétons encore que, même après cette épuration, le problème n'aurait pas la simplicité idéale dont nos dernières lignes pourraient donner l'illusion ; nous ne pourrions admettre la distinction entre les deux états diathésiques types que sous la réserve de la complication introduite par la prédominance du trouble métabolique sur telle ou telle classe chimique d'aliments, et par la nature même de ce trouble qui dans certains cas pourrait n'être ni franchement élixi-, ni franchement brady-, mais, si l'on veut, cacotrophique (1). Aussi ne saurions-nous à proprement parler voir là deux véritables diathèses, mais plutôt deux grandes tendances diathésiques qui d'ailleurs correspondent à une réalité clinique (2). Dès les premiers mots de

1. Le mot dystrophie étant déjà employé dans un sens différent.

2. Nous n'avons pas parlé de la vieille diathèse scrofuleuse, à l'exemple des contemporains, qui la laissent volontiers dans l'oubli. Ce que comprenait autrefois la scrofule a été englobé par la tuberculose. Mais si on entendait par scrofule la tendance fréquente, souvent héréditaire, de certains individus à réaliser des formes particulièrement torpides de tuberculose, notamment ganglionnaires, compatibles avec un état général passable, quelquefois satisfaisant, et une absence habituelle d'atteintes bacillaires viscérales, ses rapports avec l'arthritisme, autrefois signalés, mériteraient d'être attentivement recherchés à nouveau ; il semblerait qu'il y eût là un trouble différent de l'arthritisme mais ayant peut-être quelques points de contact avec lui, réalisant également une certaine immunité contre le bacille tuberculeux, mais sous une forme spéciale qui lui imposerait des manifestations peu virulentes. — Pour terminer, signalons sans la discuter ici la conception de GALUP (*art. cité*) qui tend à admettre deux types essentiels d'états diathésiques, *l'arthritisme* et le *lymphatisme*, l'arthritisme où prédomineraient les troubles du métabolisme, le lym-

ce chapitre nous avions parlé d'hésitations, dit les
incertitudes de la question et prévenu que, privé
souvent d'une assise solide, nous allions dans nos
raisonnements nous aventurer sur un terrain mou-
vant : on ne s'étonnera guère de nous voir terminer
sans conclure par une affirmation nette.

phatisme où prédominerait la tendance à certaines infections à moins que, les réactions d'immunité prenant le des-
sus, le malade n'arrivât à « verser » dans l'arthritisme.

TROISIÈME PARTIE

LA LUTTE CONTRE LA « CAUSE MORBIFIQUE »
SA STRATÉGIE

CHAPITRE PREMIER

La Défense naturelle. — La Méthode en thérapeutique. — Éléments et indications ; leur hiérarchie.

Il peut paraître de nos jours superflu, bien que la chose n'ait point toujours paru d'une évidence absolue, de dire que la défense naturelle n'est pas un mythe ; que, dans la lutte contre le mal, contre l'agent infectieux, contre le miasme d'antan, le microbe d'aujourd'hui, contre la « cause morbifique » quelconque qui s'attaque à lui, l'organisme n'est pas un terrain inerte, un territoire livré à l'envahisseur, incapable de se défendre par lui-même, et qui ne peut rien sans le secours du dehors, d'où viennent les seules espérances de salut pos-

sible. Ses moyens, à l'état normal, de résistance et
de défense, sur ses frontières, contre la pénétra-
tion ennemie ; ses moyens de lutte une fois l'invasion commencée, sont multiples et variés. Qu'une
attaque microbienne se produise, et voilà la défense
cellulaire qui s'organise, défense dont ce qu'on a
appelé la défense humorale n'est elle-même qu'une
part : celle qui provient d'éléments « mobilisés sur
place » en vue de la production des munitions
(anticorps de toute nature) qui vont être trans-
portées à travers le réseau circulatoire : production surtout considérable en certains centres (tels
sans doute, les organes hématopoïétiques) ; cependant que la circulation, chargée d'assurer la nutrition de la zone attaquée, le transport des anticorps,
la mobilisation cellulaire, prend, dans cette région
plus directement menacée, une anormale intensité.
La défense humorale seule est d'une telle importance et d'une telle complexité que nous ne saurions
seulement énumérer les travaux auxquels elle a
donné lieu depuis le début du siècle. Elle nous
semble aujourd'hui le mode principal de la défense ;
la défense cellulaire directe, celle de la cellule qui
lutte avec le microbe au prix parfois de sa propre
existence, reste toujours, quoique ayant dû céder à
la précédente le premier rang qui lui était attribué
naguère, une forme très nette de l'activité de l'organisme attaqué. Parmi les différents éléments cellulaires, très nombreux, qui y contribuent, une notable
part revient toujours à celui dont la valeur dans
le *corps à corps* cellulaire avait été la première
établie : la défense leucocytaire, — cas particulier

de cette défense cellulaire, — si remarquable dans l'inflammation et dans les processus réparateurs de certains désordres traumatiques, nous paraît, malgré la diversité des théories proposées pour en expliquer les actes multiples, une des manifestations les plus éclatantes de toutes les propriétés *vitales* sans cesse rappelées dans les ouvrages doctrinaux des vieux Montpelliérains. La lutte par phagocytose, — qu'elle se termine par le triomphe ultime du leucocyte ou que celui-ci finisse misérablement par être la proie des microbes englobés qui continuent à vivre *en* lui et même vivront *de* lui « comme des vers dans un fromage » est un des exemples les plus apparents de l'énergie défensive de l'être vivant aux prises avec une *cause morbifique* ; — la diapédèse elle-même (1) nous fournit l'occasion de voir confirmer une vieille idée montpelliéraine. Au cours des dernières années écoulées, on a incliné en effet vers cette idée, que les toxines n'agiraient pas par appel chimiotactique, mais par des irritations nerveuses entraînant vaso-dilatation, congestion intense, afflux de globules, etc. Dans le travail de l'inflammation, de la guerre contre un agent pathogène, ou de la réparation des troubles causés par la brutalité d'un agent traumatisant, troubles souvent locaux, le système nerveux aurait un rôle prépondérant de direction et de *solidarisation* (qu'on nous pardonne ce néologisme médiocrement euphonique) de l'organisme entier. Et cette conception qui paraît de plus en plus admise

1. Rappelons en passant que la diapédèse est connue depuis plus d'un demi-siècle, bien avant la phagocytose.

montre, plus que d'autres théories antérieures,
à peu près périmées, la *généralité* des processus
de défense de l'être vivant, l'étroit enchaînement
des phénomènes touchant à tous les éléments d'un
organisme où préexiste une unité de direction,
un lien de solidarité intime qui fait que le tout res-
sent le mal d'une partie et collabore à la lutte contre
l'ennemi et au travail de réparation : nous avons
déjà dit que cette participation générale à une lutte
qui semblerait n'intéresser parfois qu'une région
est une des idées doctrinales les plus énergiquement soutenues par les vieux maîtres montpelliérains. *Consensus unus*, c'était une de leurs formules
favorites.

Nous n'avons pas l'intention d'étudier ici la *nature
médicatrice*, l'ayant fait ailleurs plus en détail (1).
Nous rappellerons rapidement quelques-unes de
ses principales manifestations : dès l'état normal,

1. Quoique incomplètement encore. Nous lui avons en
effet, dans *E. E. M.*, consacré un chapitre spécial, l'*Effort
médicateur naturel*, et de multiples considérations accessoires disséminées au cours de ce travail. Nous y avons
signalé de très nombreux faits pouvant être interprétés
comme manifestations de procédés de défense (surtout aux
p. 139-142.) Nous avons accordé une subdivision spéciale à
l'étude, particulièrement importante, de la crise et une autre
à la discussion du rôle favorable ou défavorable de la fièvre
(cf. notamment les p. 148-149). Nous nous sommes attaché à
y montrer que la *nature médicatrice*, telle que l'ont conçue
la plupart des *naturistes* depuis HIPPOCRATE jusqu'à
l'Ecole de Montpellier, n'a rien d'une entité métaphysique;
que, d'autre part, ils n'y ont point vu une volonté pré-
voyante, toujours salutaire dans ses effets (conception vers
laquelle inclinait l'*animisme* de Stahl, d'où sa tendance à
l'inaction thérapeutique, tendance d'ailleurs bien plus
excessive chez d'autres animistes contemporains de Stahl).

en dehors même de cette protection des frontières
de l'organisme dont nous parlions tout à l'heure (1),
la lutte constante contre l'auto-intoxication est la
condition même de la vie. La plupart des procédés
mis en jeu dans cette lutte exagèrent notablement
leur activité pendant la maladie. Les évacuations de
tout ce qui, à quelque titre, est *matière peccante*
augmentent sensiblement ; leur coefficient de toxicité
s'élève ; des agents infectieux eux-mêmes sont entraî-
nés (2). Ces phénomènes arrivent au maximum dans
la période qui *juge* la maladie aiguë (*crise*) mais
se produisent auparavant quoique à un moindre
degré (3). Des évacuations anormales s'ajoutent aux
précédentes. Dans d'autres cas, en présence d'agents
spéciaux, l'organisme réagit de manière différente,
réalisant une forme de lutte moins aiguë. En présence de désordres causés par un agent mécanique,
des cicatrices, des cals viennent réparer les solutions
de continuité ; les processus intimes de cicatrisation,
en présence d'une plaie par section par exemple :
travail d'organisation, intensité de réactions diverses
dans la zone intéressée, apparition de vaisseaux
nouveaux irriguant abondamment la région nouvel-

1. D'autant plus importante que des bacilles capables
d'être éminemment pathogènes vivent habituellement sur
certaines de ces frontières

2. La chose a été constatée même (quoique en quantité
peu abondante) dans la diphtérie, maladie qui pourtant
paraissait répugner particulièrement à l'idée de *généralité*.
(CONRADI et BIERAST, *Deuts. med. Wochen*, 22 août 1912, n° 54,
p. 1850 ; *analysé* in *Gazette des Hôpitaux*, 22 octobre 1912,
p. 1672.)

3. Ceci est particulièrement vrai pour le coefficient uro-
toxique.

lement créée, sont une des plus importantes manifestations de cette activité vitale réparatrice (1).

Tout être se défend contre une attaque et lutte pour son existence. La vie, c'est déjà la lutte pour la vie.

La maladie n'en est qu'un épisode plus particulièrement dramatique : aux dangers habituels qui menacent l'organisme, et sur lesquels l'attention n'est point appelée d'ordinaire, s'en ajoutent d'exceptionnels, plus graves, provenant d'une attaque ennemie, et cette lutte prend un caractère d'acuité inhabituel. Atteint par une *cause morbifique*, pour nous servir du terme désuet qui ne préjugeait rien sur la nature de l'ennemi, l'organisme se défend : c'est ce qu'on pourrait appeler la *plus grande* lutte, c'est la maladie. Le travail de la défense naturelle n'est qu'un cas particulier d'un fait biologique général (2) ; les réactions *médicatrices* de l'organisme en

1. Nous omettons une foule de cas particuliers d'intérêt secondaire tonchant à la défense naturelle : c'est ainsi que l'hypertension modérée a pu être considérée comme une réaction de défense. Nous avons parlé plus haut de la pigmentation comme acte de défense contre l'intensité des vibrations lumineuses, surtout de celles à faible longueur d'onde, très *protoplasmicides*. Enfin nous en avons signalé dans *E. E. M.* (p. 139 et suivantes) bien d'autres dont il est inutile de reparler.

2. Nous avons développé cette idée dans *E. E. M.* et cité à l'appui quelques exemples de moyens de lutte et de résistance chez des êtres inférieurs. Nous nous permettrons d'en rapprocher un fait d'autant plus important que, se produisant chez nos ennemis, il se trouve nous être contraire. L'immunisation naturelle, si on la dégage de l'invraisemblable complexité qu'elle présente dans les formes biologiques les plus élevées, si on désigne seulement par là l'acquisition plus ou moins progressive d'un certain degré de résistance

état morbide sont elles-mêmes un cas particulier de ce travail de défense. Nos prédécesseurs de l'Ecole de Montpellier distinguaient soigneusement l'*état morbide* de *l'acte morbide*; et *l'acte morbide*, c'était la maladie elle-même, *œuvre de l'organisme*, lutte de celui-ci contre la cause morbifique (1).

Si nous acceptons une telle conception, une autre en sera le corollaire thérapeutique : c'est que le médecin est l'allié — en donnant à ce mot son entière valeur — du malade, le collaborateur de l'organisme dans la lutte contre la cause morbifique. Or les réactions médicatrices, — dont nous venons d'énumérer très hâtivement quelques-unes, — ne sont pas niables, *quelle que soit d'ailleurs la nature intime des forces en jeu dans ces réactions*. Le médecin devra compter *sur* les forces vitales et en tout cas, comme nous l'avons dit antérieurement, compter *avec* elles : nous allons tout à l'heure nous expliquer à ce sujet. Il peut tâcher d'aider l'organisme dans cette lutte; *a priori*, nous admettrons qu'il le doit. Bien que l'organisme puisse parfois suffire, et que ses réactions à elles seules puissent amener dans certains cas la

contre un agent nocif, est, elle aussi, un fait biologique assez général, qu'il est curieux de retrouver chez des parasites comme les trypanosomes ; on sait que ceux-ci deviennent parfois, chez un sujet traité par les arsenicaux organiques, très arséno-résistants. La chose est due probablement à un fait de sélection d'abord, puis à l'accroissement d'une faculté naturelle de résistance à l'agent toxique constituant un progrès dans la valeur de résistance à cet agent, une véritable marche vers l'immunité.

1. Nous avons commenté ces distinctions et précisé la portée de cette terminologie dans *E. E. M.*; nous n'y revenons pas ici.

guérison, il n'est pas aujourd'hui, ni par tendance, ni par système, de partisan de la neutralité, de l'inertie, de l'abstension thérapeutiques. Sauf dans des cas d'une bénignité extrême, et quelque considérable que puisse être la valeur médicatrice présumée des réactions naturelles chez un individu donné, personne ne juge préférable de les laisser agir seules et de le priver bénévolement du secours de l'allié possible, des ressources de ce que l'on a appelé, par un exemple de cette persistante comparaison guerrière, toujours présente à l'esprit quand on parle de la maladie, l'*arsenal* thérapeutique.

Le rôle du thérapeute admis comme nécessaire, nous admettons également, sans plus de démonstration, que l'imitation des « mouvements naturels », pour parler comme nos pères, sera souvent une des règles de sa conduite. Nous devrions dire plus exactement : *est* une des règles de sa conduite, car tous les jours des milliers de praticiens tâchent d'exciter par le pouvoir pharmacodynamique d'un médicament ou par des moyens physiques les excrétions, par leurs malades, des « matières peccantes »; parfois pratiquent une saignée, — quoique plus timidement que jadis, nous y reviendrons, — et même emploient des moyens beaucoup plus modernes qui sont sinon une imitation, du moins une curieuse application des réactions naturelles de l'immunité, lorsqu'ils introduisent dans le corps des patients le sérum d'un animal qui a bien voulu, par ses réactions naturelles, s'immuniser lui-même contre tel ou tel type d'ennemi microbien.

Il faudra donc dans bien des cas imiter la défense

naturelle, la favoriser, s'inspirer de ses procédés (1), les exciter au besoin ; mais il faudra parfois les modérer, la réaction pouvant dans quelques cas dépasser son but et par là devenir nuisible. Pour n'en citer qu'un cas, l'hyperthermie, qu'il semble juste de considérer comme un phénomène plutôt favorable (2), peut devenir elle-même dangereuse par son excès. C'est la raison pour laquelle nous indiquions tout à l'heure que le praticien pouvait compter souvent *sur* les forces vitales, mais devait toujours compter *avec* elles. D'autres raisons importantes font qu'il doit toujours se préoccuper de ce caractère *vital*, de l'inconnu et de la complexité qu'il représente : c'est ainsi que s'il essaie d'agir directement contre l'ennemi microbien, il ne saurait le combattre *in vivo* par les procédés qu'il pourrait employer *in vitro* (3). Enfin, s'il se préoccupe des *forces vitales* et des réactions de son malade, s'il estime qu'elles jouent le rôle principal dans l'évolution de la maladie, doivent être l'objet de toute son attention, lui fournir une source d'indications thérapeutiques à un titre quelconque, il sera forcé de reconnaître la présence d'un grand nombre de facteurs qui viennent compliquer le problème thérapeutique et de renoncer à toute conception *simpliste* de son rôle. Les malades en effet ne

1. On se borne à les solliciter dans la vaccination.

2. Cf. entre autres ouvrages CHANTEMESSE et PODWYSSOTSKY, *Les Processus généraux*. Nous avons essayé de résumer impartialement la question, en faisant connaître les idées montpelliéraines et les travaux contemporains, dans la partie de *E. E. M.* consacrée à *la Fièvre*. On y trouvera des indications bibliographiques plus complètes.

3. Voir le chapitre suivant.

sont pas les mêmes ; leurs réactions ne le sont pas. Pour une même espèce nosologique, le clinicien observe une grande multiplicité de formes cliniques. L'épidémiologiste reconnaît des variations singulières du « génie épidémique ». Et dans la même variété d'une même espèce nosologique, interviennent ces réactions propres à chaque individu malade, variables selon l'âge, le sexe, les antécédents personnels ou héréditaires, etc. Le thérapeute renoncera donc absolument à l'espoir coupable d'esquiver la difficulté de sa tâche par la réduction de la science thérapeutique à une nomenclature. La thérapeutique-catalogue est impossible (1).

Il faut donc se demander d'après quels principes on va diriger un traitement, ou, pour poser la question sous une forme plus générale, quelle sera *la méthode en thérapeutique*.

Prenons un sujet quelconque, atteint d'une maladie parasitaire (2) quelconque. Si nous pouvons agir

1. Nous avons exprimé ces idées dans *E. E. M.*, notamment dans les premières pages du chapitre consacré à la thérapeutique ; on nous excusera d'y revenir et même d'y insister plus loin ; elles ont une importance absolument capitale en thérapeutique ; elles sont parmi les premières qui doivent la diriger et ce sont celles que l'on met en cause le plus souvent, lorsqu'on exprime l'espoir de thérapeutiques simples, voire (à tort en ce qui concerne celle-ci) d'une thérapeutique mathématique ; toutes choses que nous allons discuter bientôt.

2. Nous donnons au mot parasite le sens le plus général, en comprenant sous ce vocable les bactéries, contrairement à l'usage habituel, peu justifié ; de même nous employons toujours le terme de microbe dans son sens vrai : être petit, microscopique (quelle que soit sa classe biologique). C'est à tort qu'on diminue l'extension de ce terme en le réservant le plus souvent aux Bactériacées.

plus ou moins directement sur le parasite; nous n'hésiterons pas à le faire, soit à l'aide de quelque agent considéré comme spécifique, ou de quelque antiseptique spécial, paraissant tel *in vivo*, soit encore en tâchant de lui nuire et de combattre ses toxines. Mais que la localisation de ce parasite et la réaction locale de l'organisme entraînent pour un organe essentiel un état de congestion marqué, comportant lui-même un danger, nous agirons immédiatement contre lui : nous essaierons de décongestionner cet organe par une saignée ou, dans certains cas, des moyens moins énergiques (dérivation, emploi de certains médicaments, etc). Notre malade tend à se débarrasser de sécrétions bronchiques trop abondantes par la toux, nous laisserons faire ; mais si cette toux devient trop pénible, nous pourrons juger bon de la modérer. Est-il trop agité, nous tâcherons d'atténuer cette agitation. Notre malade expectore peu : voici des émétocathartiques prêts à nous aider, sans que leur action controstimulante nous contrarie s'il s'agit d'un vigoureux adulte. Mais ailleurs c'est un vieillard peu résistant dont il s'agit : cherchons d'autres types de médicaments et réalisons au contraire une stimulation générale intense par voie buccale ou hypodermique.

Nous ne poursuivrons pas davantage cet exemple un peu vague : car déjà nous avons examiné, croyons-nous, les principaux groupes *d'éléments* qui sont sources *d'indications* thérapeutiques (1). Nous nous

---

1. Nous avons parlé avec quelques détails de l'*élément* et de l'*indication* dans *E. E. M.* ; nous croirions superflu de recommencer ici.

sommes adressé à la cause ; nous avons cru devoir accorder notre attention à la localisation, à l'état d'un organe ; à certains symptômes ; à des caractères propres à l'individu malade. Dans le cas cité, chacun de ces groupes d'éléments nous a indiqué une part du traitement. Parfois même nous pouvons croire bon d'instituer un traitement partiel sans savoir de façon certaine à quel genre d'éléments il s'adresse : et si l'emploi des colloïdaux ou d'un métal colloïdal en particulier nous a paru donner de bons résultats, nous nous croyons autorisé à les utiliser tout en discutant si leur efficacité est due à une excitation des défenses naturelles ou à un certain pouvoir bactéricide *in vivo*.

L'examen logique, en vue du traitement à instituer, de chaque groupe d'éléments et de chaque élément, la reconstitution harmonieuse en un traitement *un* des traitements partiels qui en résulteraient, cette analyse attentive aboutissant à cette synthèse, c'est la méthode par excellence, c'est l'*analyse clinique* de Barthez. Elle fut complétée et peut-être rendue plus claire par Bérard (1), et tous les continuateurs de ces grands médecins la considéraient comme la partie la plus importante de leur doctrine. Barthez n'en faisait pas, du reste, l'unique méthode thérapeutique. Mais les autres méthodes qu'il

---

1. Voir les ouvrages préalablement cités de ces deux auteurs. — Les modernes peuvent faire quelques réserves de détail sur la thérapeutique barthézienne ; mais l'intérêt n'est pas dans les détails : il est dans les grandes idées générales qui dominent le tout, dans les grandes conceptions directrices de la thérapeutique.

admettait (1) sont assez secondaires, rarement applicables seules, et le plus souvent rentrent dans le cadre de la méthode analytique comme pouvant s'appliquer aux traitements partiels indiqués par certains éléments (2).

Appliquant à nos malades les principes de l'analyse clinique, nous nous trouverons en présence d'indications que nous pourrons toujours ramener à l'un des quatre grands groupes suivants : celles tirées des causes, celles tirées du siège ou des caractères anatomo-pathologiques de la lésion, celles tirées des symptômes, celles tirées des caractères de la maladie propre à l'individu (3). On pourrait d'ail-

---

1. Nous avons indiqué, dans *E. E. M.*, les méthodes admises par BARTHEZ : naturelles, analytiques, empiriques se subdivisant elles-mêmes en spécifiques, imitatives (qu'on pourrait peut-être ramener aux méthodes naturelles) et « vaguement perturbatrices ». Ici nous n'insistons ni sur ces méthodes (pas même sur l'analyse clinique), ni sur les divers éléments, ayant déjà fait cette étude dans *E. E. M.* ; nous ne revenons, pour les raisons que nous donnons plus loin, que sur la hiérarchie des groupes d'éléments ou d'indications qui en découlent.

2. Par exemple, lorsque nous favorisons la diurèse, la diaphorèse, nous imitons la nature, sans négliger pour cela d'autres indications thérapeutiques ; nous serons amenés dans certains cas, tout en reconnaissant un grand nombre d'indications chez un malade, à remplir l'une d'elles par la sérothérapie, c'est-à-dire l'application, à notre malade, de l'immunisation *naturelle* d'un être différent : procédé qu'on peut à volonté ranger dans des classes différentes de la classification barthézienne des méthodes thérapeutiques (spécifiques, naturelles).

3. Dans cette classification sommaire, nous nous inspirons principalement de BARTHEZ, de BÉRARD, et, comme contemporain, de M. le professeur VIRES.

leurs les concevoir comme formant deux grandes classes :

A. — INDICATIONS GÉNÉRALES { 1° *Étiologiques* (et pathogéniques) ; 2° *Anatomiques;* 3° *Symptomatiques;*

B. — INDICATIONS INDIVIDUELLES (éminemment variables)

Les deuxièmes auront une importance très différente suivant les cas. Les premières ont aussi une importance variable, mais à un degré moindre, et admettent en général une sorte de *hiérarchisation* dont nous allons dire maintenant quelques mots.

Certes, en abordant cet examen, nous nous exposons à une critique en apparence fondée : celle de redire inutilement ce que nous avons déjà dit, et de donner seulement une réédition d'un travail antérieur. Mais, dès l'introduction, nous avons prévenu que ces pratiques blâmables ne provenaient point de notre faute, et n'étaient imputables qu'à des causes étrangères. Nous avons montré comment une méprisante, ou tout au moins dédaigneuse négligence vis-à-vis de l'Ecole de Montpellier nous contraignait, pour rétablir la vérité, à reprendre un exposé déjà fait. Il en est presque de même ici.

Nous nous sommes appliqué il y a onze ans à montrer que le symptôme était chose secondaire, l'indication tirée du symptôme accessoire, et *toujours* inférieure en importance aux indications des deux autres groupes ; nous avions dit que cette conception était profondément montpelliéraine et mon-

tré combien les maîtres de l'Ecole avaient toujours
énergiquement relégué à ce rôle de troisième plan
le symptôme et l'indication symptomatique (1).
Quelque temps après, dans un article d'ailleurs élo-
gieux pour l'Ecole montpelliéraine et dont certains
passages nous rappelaient même d'une manière
frappante des idées que nous avions entendu exposer et défendre par M. le professeur Vires, nous
voyions un privat docent de médecine à l'Université
de Lausanne, le Dr Taillens (2), déformer involon-
tairement la pensée de Barthez et de ses continuateurs, réduire à peu près l'élément au symptôme,
faire de l'analyse clinique le synonyme inattendu
de thérapeutique symptomatique ; ses conclusions
étaient, au reste, favorables à cette thérapeutique
symptomatique due, selon lui, aux Montpelliérains ;
en réalité, toujours combattue par eux. C'est ainsi
que Montpellier se voyait attribuer un honneur
auquel il ne tenait nullement et qu'il ne mérite en
tout cas à aucun titre : tout, dans les travaux de
l'Ecole, montre au contraire clairement que les éléments et les indications sont hiérarchisés précisément dans l'ordre que nous avons donné, générale-

---

1. *E. E. M.*, p. 177 et 185.
2. TAILLENS, *Médecine et Vitalisme (Schweizerische Runds-
chau für Medizin. Revue Suisse de Médecine.* N° 27, 8 juillet 1911). C'est presque exactement un an auparavant,
le 13 juillet 1910, que nous soutenions à Montpellier notre
thèse inaugurale (désignée par *E. E. M.* dans notre
travail actuel), où nous nous attachions à monter le faible
intérêt accordé par l'Ecole de Montpellier aux indications
tirées des symptômes.

ment admis aujourd'hui (1). Dumas, dans sa *Doctrine générale des Maladies chroniques*, consacre un chapitre à la distinction entre éléments et symptômes. Bérard insiste longuement, dans le travail que nous avons déjà plusieurs fois cité, sur l'infériorité du symptôme vis-à-vis de la cause, au point

1. M. WIDAL paraît incliner, dans la leçon que nous avons plus d'une fois citée, vers une thérapeutique qui nous rappelle d'assez près la méthode analytique ; quant à la hiérarchisation des éléments, nous ne saurions mieux faire que de reproduire exactement ses termes (nous indiquons nous-même, en italiques, les expressions les plus caractéristiques) :

« J'ai essayé de vous montrer la médecine, pénétrant toujours plus avant dans l'étude des phénomènes morbides, s'élever par étapes successives du *symptôme à la lésion, de la lésion au trouble fonctionnel*, pour parvenir enfin *à la connaissance des causes et du mécanisme de la maladie.* » M. VIRES, dans sa leçon inaugurale du cours de thérapeutique, développait vers la même époque des idées analogues en insistant sur leur caractère profondément montpelliérain. Nous ne sommes plus au temps où Paris et Montpellier s'opposaient violemment et où DUPRÉ (compétiteur de JAUMES (a) au concours qui valut à ce dernier la chaire de pathologie et de thérapeutique générales laissée vacante par la mort de RISUENO D'AMADOR) pouvait écrire dans sa thèse de concours : « A Montpellier, tout est médical, même l'anatomie, même la chirurgie ; à Paris, tout est chirurgical et anatomique, même la médecine. »

Au point de vue particulier de la prépondérance de la cause sur le symptôme, ajoutons que Montpellier ne prétend pas avoir eu le privilège exclusif de cette conception : elle fut notamment défendue, bien avant BARTHEZ, par FERNEL et son élève BAILLOU, comme Ch. ANGLADA a soin de le faire remarquer dès les premières paroles de la leçon que nous citons ci-après (v. note suivante).

a) Avec Ch. ANGLADA, QUISSAC, CHRESTIEN et LASSALVY (avril 1850). Toutes ces thèses de concours, ainsi que d'ailleurs la plupart de celles soutenues vers cette époque à Montpellier, présentent le plus vif intérêt pour l'étude des doctrines de l'Ecole.

de vue de la valeur des indications fournies. Charles Anglada dans une leçon spécialement consacrée à l'importance de l'étiologie en médecine (1) déclare : « Ce qui frappe tout d'abord, dans l'observation d'une maladie, ce sont les symptômes qui la traduisent, et, je ne serais pas surpris que [bien des débutants] leur donnassent le premier rang parmi les moyens d'établir la nature et de fixer le traitement d'une affection morbide... *C'est là une erreur contre laquelle il faut être bien en garde.* » Les indications anatomiques sont incontestablement plus importantes que les symptomatiques ; et, bien que la première place revienne en définitive aux étiologiques, elles la leur disputent dans certains cas. Bien que la pneumonie ne soit plus, pour la plupart des auteurs, le type idéal de la maladie locale, elle comporte des indications très importantes que ne comporte pas la péritonite pneumococcique. Les névrites saturnines, à côté de la suppression de la cause, demanderont à être traitées, en tant que névrites et comme névrites, et pourront

1. Ch. ANGLADA, *Des Causes en Médecine* (*première leçon du cours de Pathologie médicale, faite le 20 novembre 1856.* Montpellier, 1857). Nous avons cité cette leçon dans *E. E. M.* et mentionné un passage où l'auteur compare les symptômes qui ne s'éclairent pas par des causes à ce que serait l'ombre sans le corps, ce qui paraît déjà bien caractéristique. Nous croyons, pour les raisons que nous avons données, devoir ici insister et donner quelques autres citations empruntées à cette leçon, qui ne laisse aucun doute sur le rang de préséance accordé aux divers éléments.

Il nous paraît peu utile d'ajouter qu'on trouverait dans cette leçon, faite à Montpellier il y a soixante-trois ans, certaines choses que nous rejetterions aujourd'hui ; mais combien d'autres mériteraient encore d'être retenues !

bénéficier de modes de traitement applicables à des
névrites non saturnines. La vérité n'est pas dans un
absolu qui, donnant à la thérapeutique une simplicité évidemment tentante, ne s'adresserait qu'à une
indication ou même à un groupe d'indications. Nous ne verserons pas, par réaction contre une thérapeutique systématique (telle que celle de Brous-
sais par exemple), dans un autre genre de thérapeutique systématique. Et c'est pourquoi, persuadé de
la prépondérance habituelle de certaines indications,
nous songerons aux autres, prêt à leur reconnaître
à l'occasion une importance capitale (1). Et, même
dans la typhoïde, que nous avons prise comme
exemple le plus typique de la *généralité* d'une maladie, nous penserons à la plaque de Peyer enflam-
mée, aux dangers de son ulcération. Nier l'intérêt
qui s'attache à l'organe lésé, à la localisation, à l'a-
natomie pathologique serait exagéré et faux.

Mais d'accord, et avec l'Ecole montpelliéraine (2)
et avec la médecine contemporaine, nous accorderons surtout notre attention à la cause et nous nous
attaquerons à elle dans la mesure où nous le pourrons. Le plus souvent la localisation sera peu intéressante, en regard de la *nature* du mal. En terminant le chapitre de la *généralité* et de la *spécificité*,
nous avons donné par anticipation un exemple bien
net au point de vue thérapeutique : celui de la chan-

1. Nous avons pensé, dans les notes complémentaires de
E. E. M., devoir rectifier cette phrase que nous y avions
écrite : *Les indications anatomiques seront, elles aussi,
secondaires, par cette réserve : le plus souvent.*

2. *E. E. M.*, p. 46, 185, 186.

crelle et de la syphilis. Nous pourrions reprendre à ce point de vue un autre exemple du même chapitre (chapitre en quelque sorte inachevé, et qui trouve ici son complément logique), et demander quelles analogies il pourrait y avoir entre le traitement d'une adénite banale et celui d'une adénite tuberculeuse; nous pourrions encore imaginer bien des cas comparables. Ne constatIons-nous pas précédemment avec le professeur Widal que l'étiologie avait seule éclairé bien des questions obscures sans elle, et n'est-ce pas aussi son rôle d'éclairer la thérapeutique ?

L'observation clinique, disait Anglada (1), ne doit accepter que sous bénéfice d'inventaire, et avec une grande réserve, les données qui lui sont fournies soit par les symptômes, soit par la connaissance de l'organe atteint de façon prédominante. Ni les unes, ni les autres n'auront la première place dans les préoccupations du thérapeute; elles ne lui donneront pas des renseignements assez complets pour lui indiquer la conduite à tenir. « C'est précisément à l'étiologie qu'il appartient de lui offrir ce plus ample informé qui lui est si souvent indispensable. » Pour éclairer sa route ténébreuse les lueurs de la symptomatologie ou de l'anatomie pathologique sont le plus souvent insuffisantes : c'est à une autre source qu'il demandera la lumière nécessaire pour se guider et « assurer sa marche » : « demandons surtout à l'étio-

---

1. *Loc. cit.* Bien d'autres passages de cette leçon mériteraient d'être cités ici; mieux vaut inviter le lecteur à s'y reporter.

logie le *fiat lux* de l'indication thérapeutique (1). »

Avant de terminer ce chapitre, nous rappelons sans nous y arrêter que nous admettons l'existence d'indications tirées de l'individu ; de son état général ; de la coexistence possible d'états morbides divers, diathésiques ou autres (intoxications chroniques, imprégnations héréditaires, etc.) enfin d'un très grand nombre de facteurs que nous ne citons pas tous, sur lesquels nous n'avons pas l'intention d'insister ici, mais dont nous signalons l'existence comme devant encore compliquer notre tâche. Aussi, comme Peter, — comme presque tout clinicien digne de ce nom, — inclinons-nous à penser qu'il n'y a pas *une* maladie, mais seulement *des* malades ; qu'il n'y a pas par exemple *une* pneumonie, mais *des* pneumoniques : adolescent robuste, frêle jeune fille, vieillard décrépit, alcoolique invétéré, qu'un praticien consciencieux et avisé traitera différemment (2).

1. Nous avions déjà cité dans *E. E. M.* cette dernière phrase. Les nécessités de la discussion nous amènent à la redire ici : ne réfute-t-elle pas à elle seule l'opinion du D' TAILLENS sur l'identité de la thérapeutique montpelliéraise et de la thérapeutique symptomatique ? Les mêmes raisons qui nous excusent d'avoir esquissé à nouveau une ébauche de démonstration nous excusent également de nous être permis cette répétition.

2. Encore avons-nous soin ici de ne considérer que les différences tenant à l'individu et non celles tenant au siège et à l'étendue, à la nature microbienne, aux influences saisonnières, etc. Pour étrange que cela puisse paraître, il est cependant des praticiens qui inclinent à admettre un traitement de *la* pneumonie et considèrent comme étonnant que dans une épidémie donnée, par exemple, ce traitement type dont les résultats auront été, très souvent, excellents,

Tout cela est bien compliqué, penseront bien des gens, et même certains médecins. D'autre part, nous diront-ils, votre *analyse clinique* n'a pas l'*allure* rigoureuse habituelle aux procédés vraiment scientifiques. Ne serait-il pas souhaitable que la thérapeutique devint plus simple ? Ne serait-il pas préférable qu'elle eût dans ses modes d'action, comme dans les résultats qu'elle attend de leur emploi, quelque chose de la rigueur mathématique ? Tendre vers cette rigueur, ne serait-ce pas son idéal ? C'est ce qu'il convient maintenant d'examiner.

se trouve précisément ne pas réussir et même causer des déboires.

Ajoutons que les causes qui influent sur les caractères d'une maladie sont très nombreuses et donnent des cas parfois singuliers. Des pneumococcies à localisation pulmonaire n'ont-elles pas donné parfois, au lieu de pneumonies véritables, des affections lentes ayant simulé quelque temps la tuberculose ?

CHAPITRE II

LA THÉRAPEUTIQUE DE DEMAIN SERA-T-ELLE SIMPLE ?

Avant de répondre à la question qui fait l'objet de ce chapitre, nous devons d'abord faire remarquer que si la méthode thérapeutique à laquelle sont allées nos préférences se trouve manquer de simplicité, la chose ne saurait être imputée à ses fondateurs ni à ses partisans, dont nous sommes : l'homme, à qui elle s'adresse, n'est-il pas très complexe ? Cette remarque est déjà une justification de cette complexité thérapeutique et une réserve sur la valeur possible de thérapeutiques simples.

N'avons-nous pas déjà, dans le passé, des exemples frappants de ce que peut donner en thérapeutique un parti pris de simplicité né d'une idée exclusive ou d'une conception *simpliste* de la maladie ? Si on est tenté de l'oublier, nous rappellerons les méfaits et les abus d'un des procédés souvent excellents et extrêmement efficaces de la thérapeutique, devenu presque à lui seul, à certaines époques, toute une thérapeutique : nous voulons parler de la saignée.

Son histoire, depuis le xvie siècle, est curieuse (1). Son opportunité, ses indications paraissent avoir été assez sagement discutées dans la première moitié, notamment avec Fernel (2). La deuxième moitié fut caractérisée par une brusque exagération de l'emploi de ce procédé, surtout peut-être grâce à l'influence de Léonardo Botalli (3) ; la pratique de la saignée fréquente, répétée, bénéficia d'une si haute recommandation, de l'autorité d'un tel défenseur, du prestige qui s'attachait à ses fonctions de premier médecin du roi (4). On a dit que Botalli attribuait à la saignée des résultats comparables à ceux que l'on obtient en retirant de l'eau corrompue d'un puits que vient à nouveau alimenter la nappe d'eau potable : ingénieuse comparaison, qui donne une fort juste idée du pouvoir désintoxiquant de la saignée. Il n'en est que plus frappant de constater combien, d'une idée juste à laquelle on s'attache trop exclusivement, sans réserves, sans esprit critique, on peut tirer de conséquences fausses et désastreuses : on se mit en effet à saigner dès lors, sans ménagement, depuis les tout petits enfants jusqu'aux vieillards déjà débilités, et dans quelle mesure ! C'est par une ou parfois plusieurs dizaines que l'on compte les saignées au cours d'une même maladie. La mode s'en maintint durant tout le xviie ; en était-ce bien uniquement la faute aux médecins ? Les

1. Bien qu'il semble y avoir eu des excès même antérieurement.

2. Cf. le L. II de sa *Thérapeutique*.

3. Le même qui a laissé son nom, sous sa forme francisée et plus connue de BOTAL, à un orifice du cœur fœtal.

4. Charles IX.

excès alimentaires habituels aux classes aisées du grand siècle ne comportaient-ils pas un peu comme corollaire inévitable les excès d'une thérapeutique énergiquement décongestive et désintoxiquante ? Tous·les·torts ne furent donc peut-être pas du côté des docteurs Sangrado de l'époque (1). Aussi fondaient-ils surtout leurs espérances, dans la maladie, sur

Le bon tempérament, le séné, la saignée (2);

mais cette dernière prenait cependant une place véritablement excessive, et si son emploi abusif paraît avoir été excusable en certains milieux ou chez certaines gens, il était complètement injustifié dans d'autres cas. Ne saignait-on pas même des nourrissons ? Il est digne de remarquer que, sur cette question, le bon sens des personnes cultivées ait vu parfois plus juste que l'esprit clinique des médecins (3), victimes d'une conception trop étroite

1. Le D' Sangrado est, il est vrai, postérieur, soit que la critique survive à l'époque, soit que le xviii° siècle ait connu de ce côté des abus réels quoique moindres que le précédent. Si Broussais, dont nous parlons plus loin n'était lui-même très postérieur à Le Sage, il paraîtrait presque lui avoir servi de modèle pour son caricatural héros.

2. La Fontaine, le Quinquina, poème (1682). — Est-il besoin d'ajouter (contrairement d'ailleurs à l'avis de certains médecins), que nous nous gardons d'en recommander la lecture et estimons que ni la médecine, ni la littérature, ni l'auteur exquis des Fables et des Contes n'eussent rien perdu à ce qu'il ne vît jamais le jour ?

3. On sait que dans plusieurs lettres Mme de Sévigné laisse voir son peu d'enthousiasme pour les excès de la saignée, ses appréhensions pour certains des siens livrés tout enfants à l'infatigable lancette, ses appréciations sur certains cas historiques. On a cité parfois, à ce sujet, la

et peut-être de ce que nous appellerions aujourd'hui
la déformation professionnelle, à laquelle nous
autres, médecins, échappons, il faut le reconnaître,
moins que personne au monde ; nous développe-
rons sans doute quelque jour ce *mea culpa* collectif.
C'est de cette époque que datent les railleries restées
les plus célèbres (1), dont une part visait la saignée
thérapeutique proprement dite, une part la saignée
préventive (2). Ces sarcasmes et l'opinion d'une
partie de la haute société eurent-ils quelque effet

lettre du 10 février 1672, qui débute par l'annonce de la
mort du « pauvre chevalier » atteint de variole et saigné
onze fois ; il en est de plus caractéristiques peut-être.

1. Celles de MOLIÈRE. Il semble qu'elles aient contribué
à jeter sur la saignée, jusqu'à nos jours, un discrédit
immérité. La saignée est aujourd'hui plutôt trop négligée.
Elle a des indications très nettes, et, entre autres faits
pathologiques, la grande épidémie pestiforme (a) de 1918
est venue nous rappeler son importance.

2. Nous avons glissé, dans *E. E. M.*, quelques remarques
sur les avantages que pourrait avoir la saignée préventive,
abandonnée de nos jours. Que d'ictus apoplectiques elle
eût pu éviter ! A ce sujet nous ferons, par parenthèse,
remarquer que la saignée fréquente à l'état de santé, à
titre préventif ou tout au moins pour des malaises légers,
pratiquée sous la forme modérée de ventouses scarifiées à
la nuque, est extrêmement répandue chez tous les indigènes
de l'Afrique du Nord. Le docteur A. ERAULARD, médecin-
major qui a observé la chose au Maroc, nous-même qui
l'avons observée dans le Sud Tunisien estimons qu'il est
assez logique « de croire que, dans ces pays où l'ardeur du
soleil amène si facilement des congestions céphaliques, ils
n'ont pas absolument tort ». Des Arabes cultivés, après
avoir éprouvé les effets, et de cette coutume, si répandue
dans leur race et leurs familles, et de son abandon, pour

a) Nous avons insisté sur les analogies curieuses (principalement
cliniques) de cette grippe et de la peste pneumonique dans le supplément de *E.E.M.* (p. 34-36).

de réaction contre ces excès ? Toujours est-il que si la saignée continue à soulever des protestations au cours du xviii°, elles sont un peu moins violentes. Mais la saignée devait compter encore de beaux jours avant de disparaître. C'était Broussais qui les lui réservait.

Avec Broussais, au début du xix°, la saignée est le type de cette thérapeutique idéalement simple qui découle d'une conception idéalement simple de la maladie. Toute maladie est une forme, ou plus exactement une certaine dose, d'*irritation* portée sur un organe. La saignée est le traitement qui répond à cette indication unique : faire disparaître l'irritation. Et si le chef de l'Ecole *physiologique* n'y parvient pas, ce ne sera point l'effet d'une paresseuse négligence ou d'hésitations pusillanimes à appliquer ce procédé. Répété avec incroyable fréquence, il constituera la thérapeutique commune à tous les malheureux patients : femmes, enfants, vieillards, la subiront jusqu'à extinction de l'irritation, et, plus souventes fois encore, de la vie (1). La saignée mourut, è son tour, de ses excès mêmes : appliquée aussi exagérément et surtout aussi indistinctement,

avoir adopté quelques habitudes européennes, lui sont plutôt favorables et l'ont reprise. Elle doit être fort ancienne ; Rhazès préconisait la saignée contre les céphalées intenses, la migraine. Nous avons vu également employer, dans le même milieu, quelques incisions à coup de rasoir au front, à la naissance des cheveux, pour soulager de céphalées des enfants qui paraissaient très satisfaits de ce traitement, probablement destiné à moins de succès auprès des nôtres, s'il leur était proposé.

1. Sarda (ouvr. cité) a consacré un passage éloquent à la méthode de Broussais, passage que nous avons cité dans *E. E. M.* (p. 182).

avec aussi peu de sens critique, en tenant aussi peu compte de toute autre indication, même contraire,et de la variabilité des cas selon les individus auxquels elle s'adressait,elle devint si évidemment nuisible,fut si néfaste,engendra tant de désastres qu'on l'employa bientôt plus timidement, puis de moins en moins ; qu'on l'oublia presque, et qu'elle tomba enfin, malgré sa valeur, dans cette sorte de défaveur d'où il semble qu'elle ait encore aujourd'hui peine à sortir.

C'est surtout avec Broussais que la saignée a été affaire d'Ecole, de système ; elle est bien l'exemple type de ce que peut devenir la thérapeutique systématique d'une Ecole aux conceptions étroites (1). La déroute de cette thérapeutique (2)(on peut seule-

1. Nous avions déjà écrit dans *E. E. M.* : BROUSSAIS... après avoir réduit toutes les propriétés vitales à l'irritabilité et la maladie à l'irritation, aboutit à un système thérapeutique qui est la conséquence nécessaire de ces prémisses et qui se réduit à l'emploi des *antiphlogistiques* et surtout... de la saignée à outrance. Cette simplicité thérapeutique résulte de la simplicité même de la doctrine de la maladie.

2. L'Ecole de Montpellier lutta énergiquement contre le Broussaisisme. FUSTER par exemple (ouvr. cité) écrit que, dans bien des cas, la fièvre est une arme nécessaire ; qu'il faut réagir contre cette « hypothèse surannée que le fantôme de l'inflammation se cache sous toute fièvre » ; qu'il y a, dans certains cas, « danger notoire à recourir à des saignées copieuses et réitérées, d'après la seule indication de l'accélération du pouls et de l'ardeur fébrile. » ROUCHER s'était bien auparavant exprimé en termes assez analogues et d'une matière fort nette (tout en émettant des réserves fort judicieuses relatives à la variabilité de la conduite à tenir selon les tempéraments : il remarque que la saignée lui a donné de bons résultats, dans des cas où il ne l'emploie pas d'habitude, chez de gros pléthoriques, notamment en 1795 et 1796, chez des prisonniers de guerre allemands. Cf. ouvr. cité, p. 126).

ment s'étonner de ne pas la voir plus tôt se produire)
est la conséquence logique de l'erreur fondamentale
et voulue qui est à la base de la conception pathologique générale. S'aveugler, fermer les yeux devant
les réalités, oublier volontairement les innombrables différences des individus, des espèces nosologiques, de leurs variétés, des caractères de leurs
diverses phases, ne point voir les multiples indications, se refuser à constater leur existence pour
accorder toute son attention à l'une d'entre elles,
toujours la même, que l'on finira, véritablement
autosuggestionné, à voir même où elle n'est pas,
c'est sans conteste *vouloir voir faux*, se plonger déli-
bérément dans l'erreur, mettre une idée préconçue
à la place de la réalité ; malheureusement les malades
ne sont pas des fictions imaginées conformément au
plan d'un chef d'école, fût-il homme de génie, et
leurs maux sont de douloureuses réalités étrange-
ment rebelles à une thérapeutique qui, basée sur
cette idée préconçue, se refuse précisément à tenir
compte de *ce qui est*. L'exemple n'est guère encou-
rageant

Pourrait-on concevoir une thérapeutique qui
tende à se simplifier en devenant, dans ses méthodes, plus mathématique ? On voit bien des personnes cultivées, voire des savants, étrangers il est vrai
à la médecine, émettre l'avis que son but et son idéal
seraient dans cette voie. En présence de la complexité de tout ce qui touche à la biologie, à la vie
des êtres supérieurs principalement, vie physiologique doublée d'une vie psychique qui retentit sur la
première (et les réactions du *moral* sur l'état de santé

et de maladie sont assez nettes pour que nous nous permettions de les rappeler ici) ; en présence de cette complexité de la vie, complexité dont celle que nous examinons en ce moment n'est que le pâle reflet dans la thérapeutique humaine, une telle conception peut paraître, dès l'abord, au moins surprenante. Elle répugna toujours particulièrement à notre Ecole. Charles Anglada déclarait un jour (1) :

« S'il arrivait jamais (ce qu'à Dieu ne plaise !) que les médecins, oubliant leurs vieilles querelles, se trouvassent d'accord une fois pour imposer à l'étiologie, au diagnostic et au traitement des maladies, les formules rigoureuses du chiffre ; ce jour-là, Messieurs, l'historien de l'art salutaire pourrait déposer sa plume, après avoir tristement rédigé un épitaphe. » Nous n'irions pas, pour nous, dussions-nous étonner beaucoup de ceux dont les conceptions médicales sont voisines des nôtres, jusqu'à prendre notre part de cette tristesse et nous verrions sans déplaisir, — avec joie même, — la thérapeutique pouvoir emprunter aux mathématiques quelque chose de leur rigueur et de leur *certitude* ; mais, dès à présent, avant même d'envisager cette perspective, reconnaissons que c'est là le seul caractère inhérent aux mathématiques, qui ne sont pas toujours bien simples. Chez un même individu, la maladie ne reste pas dans tout son cours identique à elle-même (nos aïeux montpelliérains y ont fréquemment insisté) (2); et si nous considérons des

1. Cette phrase termine la leçon sur les *Causes en Médecine*, que nous avons plusieurs fois citée.
2. Cf. par exemple ALQUIÉ, *ouvr. cité* ; ROUCHER, *ouvr.*

individus différents, nous ne rappellerons pas, pour les avoir déjà trop souvent signalées, les causes de complications, de différenciation. Nous venons de dire à l'instant combien de facteurs il faut vouloir méconnaître pour simplifier la thérapeutique ; cela d'ailleurs en la réduisant à un système qui ne s'appliquerait plus qu'à des êtres imaginaires et qui donne des désastres dans la réalité : encore ne mentionnions-nous pas un certain nombre de ces facteurs : les variétés microbiennes, les variations de virulence, les influences saisonnières, les questions de races, de milieux sociaux, etc. Ne parlons donc plus de simplicité. Comment être *simple* en face de ce *complexe* qu'est la lutte de deux adversaires variables tous deux comme valeur, comme moyens d'actions, lutte variable aussi comme caractères selon la région d'attaque, etc ? Si jamais la thérapeutique pouvait devenir mathématique, elle serait une mathématique extrêmement compliquée.

Même à ce prix, pourra-t-elle le devenir un jour ? Pourra-t-on, non, selon la formule de Risueño d'Amador, remplacer « la science des indications par l'arithmétique » (1), mais la mettre en formules ? Nos connaissances accrues arriveront-elles à nous per-

cité, passim. — FERNEL avait auparavant insisté dans sa thérapeutique (cf. surtout L. III, Ch. II) sur la nécessité d'observer les différents moments de la maladie, l'opportunité variable, selon ces divers moments, de telle ou telle médication, l'importance de donner chaque chose en son temps.

1. RISUENO d'AMADOR, *Mémoire sur le calcul des probabilités* appliqué à la médecine (Paris, 1837). Cet opuscule qui, du reste, ne vise pas précisément la question que nous

mettre de traiter le problème qui se pose au clinicien appelé au lit d'un patient comme un système d'équations du n^{me} degré à un nombre effrayant d'inconnues, et le malade en retirera t-il quelque bénéfice ? Nous hésitons à le croire, car jamais encore cette algèbre ne fut appliquée ni ne parut applicable aux faits de la vie (1). Il ne nous appartient point de

débattons ici, nous paraît renfermer des arguments assez faibles ; nous en avons parlé dans le supplément de *E. E. M.*, (p. 53) où nous adressons à l'auteur, entre autres critiques, celle d'opposer brillamment des modes de raisonnement qui apparaissent, à un examen attentif, comme n'étant que des applications de la même méthode.

1. La biologie admet cependant des lois mathématiques. Il est difficile de dire dans quelle limite les faits de la vie pourront se prêter à une codification de ce genre à mesure qu'on en poussera plus loin l'étude ; il ne semble pas que ce puisse être jamais à un degré suffisant pour intéresser le thérapeute ; mais il serait peu prudent d'être absolument, nettement, affirmatif. La plante paraît, à première vue, s'accommoder plus que l'animal de ces lois. Par exemple, l'emplacement des feuilles, des bractées, des pièces florales le nombre de celles-ci, sont soumis à des règles géométriques et arithmétiques, parfois bien curieuses. Les variations mêmes de ce nombre peuvent être astreintes à l'observation de lois singulières, appartenir nécessairement à une *suite* donnée, par exemple la suivante :

$$\ldots\ldots 1,\ 2,\ 3,\ 5,\ 8,\ 13,\ 21,\ 34,\ 55\ldots\ldots$$

où chaque terme est la somme des deux précédents.

Toutefois la moindre attention montre dans les caractères les plus extérieurs, les plus apparents de l'animal, l'existence de lois géométriques : est-il besoin de citer les gracieux dessins des coquillages, des crustacés, de certains insectes, de certains poissons ; ceux, parfois merveilleux, de la peau des reptiles ; les règles de l'agencement des plumes des oiseaux et des poils des mammifères, — règles qui peuvent parfois contribuer, elles aussi, à des jeux de teintes,

prédire s'il en sera autrementdans des milliers d'ans ou de siècles. Mais nous résumerons notre opinion en ces quelques mots : Si un jour les pensées et les actes de l'homme, reconnu esclave d'un absolu déterminisme, pouvaient être prévus et prédits mathématiquement comme le retour d'une comète, la date d'une éclipse, la conjonction de deux astres, ce jour-là, une médecine mathématique pourrait n'être pas impossible.

La tendance à la simplicité thérapeutique peut être envisagée sous un autre aspect, plus conforme à l'esprit de la médecine. On peut se demander si la bactériologie ne pourrait la légitimer en une certaine mesure, et ceci nous ramènerait à une espérance du début de l'ère bactérienne, à peu près abandonnée après cette étape spéciale que nous a semblé caractériser Bouchard, et que nous avons déjà signalée comme ayant marqué un point de rebroussement dans la marche des idées médicales. C'est Bouchard lui-même qui a déclaré que « tuer le microbe » ne saurait être devenu le programme de la thérapeutique, qu'il fallait toujours connaître l'organisme et ses réactions, que la médecine n'était

à d'agréables effets de dessins réguliers ? Mais ceci n'est rien : il semble bien — chose autrement importante — que des lois mathématiques interviennent dans les phénomènes les plus intimes de l'activité cellulaire, peut-être dans certains de ceux appelés à jouer un très grand rôle dans la détermination de bien des caractères de l'individu ou de l'espèce.

Il convient cependant de noter que la part des faits mathématiques dans les phénomènes biologiques paraît jusqu'à présent assez limitée.

pas simplifiée du fait des découvertes microbiennes (1).

Pourtant, pourrait-on nous objecter, vous avez reconnu vous-même, à propos de l'analyse clinique, la prépondérance de la cause sur la localisation ou le symptôme au point de vue des indications thérapeutiques. Ailleurs vous avez déclaré — c'était à peu près superflu — que le microbe était dans les maladies infectieuses le facteur étiologique prépondérant. Le groupe des indications étiologiques est des plus importants ; parmi les causes, le microbe, à son tour, domine tout. S'adresser au microbe, c'est donc, d'après votre propre hiérarchie, remplir l'indication de beaucoup la plus essentielle. Si l'on arrivait à traquer cet ennemi au sein de l'organisme, à le tuer, à l'anéantir, à remplir ainsi de façon aussi complète, aussi totale, cette indication majeure, les autres ne deviendraient-elles pas si négligeables, que, pratiquement, la thérapeutique, — du moins la thérapeutique de toute une grande classe de troubles morbides, — se réduirait à cette stérilisation parfaite de l'organisme (2) ? L'antique poursuite de « l'extermination de la matière morbifique en vue du salut du malade » (3) se réduirait à celle de l'extermination du microbe. Ainsi, par un détour, votre thérapeutique analytique reviendrait à cette thérapeutique trop simple des premiers ans

---

1. Nous en avons parlé plus longuement dans *E. E. M*, notamment aux p. 32-33.

2. Ce qu'Ehrlich appelle la *therapia sterilisans magna* (Voir plus loin).

3. Expression de Sydenham (cf. *E. E. M*, p. 132, n° 2).

de l'ère bactérienne : peut-être pourrions-nous reprendre alors la formule aujourd'hui rejetée : « Tuez le microbe et tout est dit. »

Ce n'est pas absolument sûr. Il resterait d'autres indications parfois importantes à remplir ; nous ne nous y appesantirons pas, la justification de cette assertion se dégageant suffisamment de ce que nous avons dit antérieurement. Mais nous reconnaissons volontiers que dans bien des cas le médecin pourrait considérer la partie la plus importante de sa tâche comme accomplie lorsqu'il aurait atteint ce but. Malheureusement nous en sommes encore fort éloignés et la supposition que nous avons attribuée à notre interlocuteur : « Si l'on arrivait à tuer le microbe au sein de l'organisme... » n'est pas près d'être une réalité.

Bien entendu ce que nous envisageons ici, ce n'est pas le cas où nous essayons de lutter contre le microbe par l'imitation, la sollicitation, la stimulation des défenses naturelles, mais celui où nous aurions comme moyen de lutte, idéalement simplifiée, la substance chimique qui, introduite dans l'organisme, tuerait le microbe aussi brutalement qu'un antiseptique agissant *in vitro*. Nous touchons ici à une des questions les plus contemporaines de la thérapeutique, nous voulons parler de la chimiothérapie.

Cette thérapeutique nouvelle ne pouvait prendre naissance en effet que grâce aux progrès immenses de la chimie synthétique. Lorsqu'on eut constaté que la présence, dans un groupement, d'un radical chimique donné, souvent à une place donnée, pouvait être caractéristique de certaines propriétés du composé, et que ce fait général était vrai pour les propriétés pharmacodynamiques (1), une voie nouvelle fut ouverte. On put envisager ce problème hardi de fabriquer par synthèse un agent médicamenteux, une propriété cherchée étant la condition imposée du problème ; de créer un composé doué de propriétés pharmacodynamiques *prévues* et *voulues* à l'avance, suivant les groupements chimiques que l'on accole à un noyau convenablement choisi et la place qu'on leur donne ; ou, si l'on possédait déjà un tel composé, de créer, d'après le même principe, des dérivés où ces propriétés fussent accrues et exaltées.

On obtint alors par synthèse des purgatifs, des anesthésiques, des hypnotiques, etc., sur lesquels nous n'insistons pas (2) ; un exemple plus intéressant pour le sujet qui nous occupe, et qui nous introduit dans le domaine de la chimiothérapie pro-

1. Nous avons déjà cité en exemples dans *E. E. M.* et ses compléments, les groupements aminés analogues auxquels paraît appartenir la propriété vaso-constrictive, et qui sont communs à deux corps aussi éloignés en apparence que l'ergotine et l'adrénaline ; — la valeur hypnotique du radical éthyl dans les sulfones de formule générale :

$$C (SO^2)^2 (CH^3)^n (C^2H^5)^{4-n}$$

n étant égal à o pour le tétronal, 1 pour le trional, 2 pour le sulfonal, etc.

2. Notons seulement qu'on n'a plus cessé de créer, et qu'on crée encore tous les jours, dans des familles chimiques très différentes, de nouveaux composés prétendant offrir quelque vertu pharmacodynamique préalablement recherchée, ou quelque accroissement de cette vertu vis-à-vis de composés déjà réalisés.

prement dite, va retenir d'autant plus notre attention qu'il s'agit d'une question particulièrement
importante, question qui fit un moment couler beaucoup d'encre, surtout peut-être d'encre d'imprimerie.

Lorsque, il y a quelques années, la presse fit
grand bruit autour de la découverte d'un nouveau
médicament prétendu curateur de la syphilis, le
public non prévenu qui se tenait au courant des
faits par la lecture des articles des grands quoti-
diens crut que ce médicament, dont nous ne discu-
terons pas ici la puissance stérilisante (1) était
quelque chose d'absolument nouveau, sans relation
avec rien de ce qui était déjà réalisé, et ignora tou-

1. Tout en regrettant, en toute impartialité, le « récla-
misme » excessif auquel donna lieu le « lancement » de ce
produit, nous reconnaissons sa valeur thérapeutique et
surtout l'influence importante qu'il a eue dans le traitement
de la syphilis, influence qui tient pour beaucoup à son
grand intérêt théorique. Si on ne l'emploie plus guère, on
s'adresse à des chaînons proches voisins de la chaîne dont
nous parlons. Pour ce produit lui-même, on peut ramener
à deux objections principales celles qui lui ont été faites :
il est certes faiblement *organotrope* et fortement *parasitotrope*, mais insuffisant des deux côtés ; on pourrait donc
traduire : toxique et ne guérissant pas. Toxique, parce
qu'encore trop organotrope, particulièrement neurotrope ;
ne guérissant pas, parce que trop peu parasitotrope pour
réaliser, du moins chez l'homme, la stérilisation espérée —
et *annoncée* — par EHRLICH : totale et immédiate (« magna »,
dans sa terminologie spéciale). D'autres corps voisins sont
moins toxiques ; en revanche, le second reproche est commun à tous. Mais, pour le produit lancé par le laboratoire
d'EHRLICH, du fait des affirmations trop hasardées, les dé-
ceptions furent grandes.
Remarquons tout de suite combien se complique le problème de la stérilisation *in vivo*, et combien, malgré tout,

jours que ce n'était là que le dernier chaînon (dernier à ce moment-là) d'une chaîne intéressante. A la création du dernier chaînon s'attachaient les noms de P. Ehrlich, de S. Hata, de Bertheim ; mais aux précédents se rattachaient principalement ceux de Béchamp (1) d'abord, précurseur génial trop oublié aujourd'hui, d'Armand Gautier (2), son élève, dont les travaux furent ceux qui contribuèrent le plus à éclairer la voie où s'exerça l'activité des chercheurs qui suivirent et à montrer l'importance des groupes chimiques sur lesquels portèrent leurs recherches ; d'Ehrlich lui-même, de Mouneyrat (3) ; des chaînons nouveaux ont été d'ailleurs créés sans cesse jusqu'à ces derniers temps.

Le corps médicamenteux dont l'existence nouvelle occupait l'opinion et éveillait bien des espérances était un dérivé d'aniline, sel d'une base dont la formule détaillée serait indiquée par le schéma ci-dessous supposé complété par une moitié symé-

l'organisme vivant vient s'imposer à l'attention du thérapeute qui voudrait ne s'occuper que d'agir sur le parasite.

1. Rappelons que c'est à BÉCHAMP, qui professait il y a quelque soixante ans la chimie à la Faculté de Médecine de Montpellier, que l'on doit la découverte de l'atoxyl.

2. Le grand savant tout récemment disparu appartient à Montpellier à divers titres : il y étudia, fut élève et préparateur de BÉCHAMP, dut peut-être à l'influence de ce maître l'orientation de certains de ses travaux, — ceux qui nous intéressent ici, — et fut docteur en médecine de Montpellier (cf. *E. E. M.*, supplément, p. 85).

3. Cf. Paul CARNOT, *la Thérapeutique en 1911* (*Paris médical*, 4 novembre 1911).

trique de celle donnée : nous ne représentons ici que
la demi-molécule.

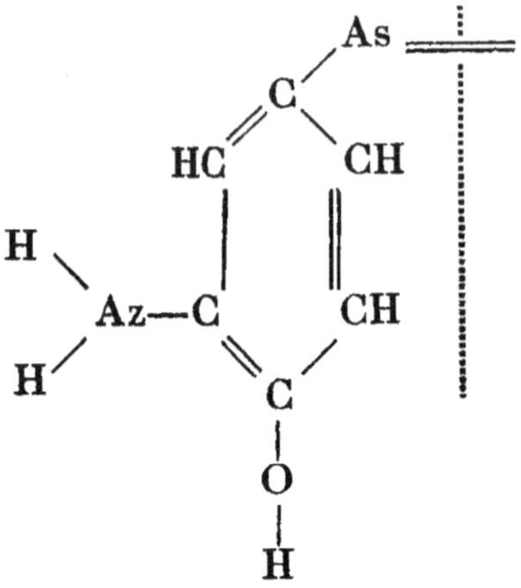

(Rappelons que la formule de l'aniline, sous une
forme moins détaillée, est $AzH^2 — C^6H^5$, formule
dont l'analogie avec la précédente est frappante si
on réduit celle-ci à la forme simplifiée :

$AzH^2—C^6H^3$

ce schéma représentant la demi-molécule comme
tout à l'heure) (2). Cette formule nous montre nette-

---

1. Lorsqu'on disait *nitreux, nitrique, nitrate*, etc, on écrivait Az ; maintenant que les termes *azoteux, azotique, azo-
tate*, etc., tendent à être presque seuls usités, on doit offi-
ciellement écrire N. C'est évidemment très drôle, mais, au

ment deux phénylamines modifiées par la substitu-
tion, à un H de l'hexagone, d'un oxhydrile OH, et,
à un autre H de l hexagone, d'un As, les deux As
étant soudés par leurs deux valences restées libres ;
ce qu'on pourrait exprimer plus simplement et de
façon moins complète en ces termes : deux anilines
oxydées, arséniées et soudées entre elles.

L'emploi de l'arsenic contre la syphilis remonte
relativement loin. Dès le milieu du siècle dernier,
Ricord préconisait des préparations pharmaceu-
tiques riches en arsenic. Des composés arsenicaux
furent aussi essayés dans le paludisme et plus tard
dans les maladies à trypanosomes (où leur action a
été dès 1903 signalée par Laveran)(1). Comment,
dans la chaîne de médicaments dont nous parlons,
un progrès notable sur l'emploi des sels minéraux
fut réalisé par celui d'arsenicaux organiques; comment, aux premiers employés d'entre ceux-ci (dont
certains sont cependant restés dans la thérapeutique
et en particulier dans la syphilitérapie) ont succédé,
par un progrès nouveau, les arsenicaux aromatiques, formant une série de chaînons qu'il serait
très intéressant d'étudier un à un, dans leur suite
méthodique ; comment de ces derniers on est arrivé,
par l'adjonction d'un groupement AzH^2, réalisant
un enrichissement pharmacodynamique, au couple
étroitement uni d'anilines arséniées jumelles dont
nous parlions tout à l'heure, c'est ce que nous ne

risque de faire preuve d'un fâcheux esprit de contradiction, nous avons préféré rester fidèle dans ces formules au
vieil Az.

1. CARNOT, *loc. cit.*

pouvons détailler ici, nous contentant de renvoyer le lecteur aux ouvrages spéciaux où est étudiée la chimiothérapie des trypanosomoses et des spirilloses (1).

Ce n'est pas en effet un chapitre spécial à la syphilithérapie que l'étude de cette chaîne de médicaments. Nous venons de signaler l'emploi de l'arsenic dans le paludisme et les trypanosomoses (ou plus exactement certaines trypanosomoses). Effectivement ces médicaments se sont montrés en général très actifs dans de nombreuses maladies à protozoaires. Armand Gautier avait préconisé des arsenicaux organiques contre la syphilis ; Hallopeau essaya divers arsenicaux aromatiques et préconisa quelque temps l'atoxyl qu'essayèrent plusieurs syphiligraphes, puis l'hectine de Mouneyrat, qui aurait la très grande qualité d'être très faiblement ou même de n'être pas *neurotrope* (2) ; l'hectine donna aussi des résultats contre le paludisme. L'atoxyl a été particulièrement employé contre la maladie du sommeil. Quelques-uns de ces composés ont été employés contre la fièvre récurrente, etc. Ajoutons — conséquence peu étonnante des analogies chimiques entre l'arsenic et l'antimoine — que des combinaisons de Sb auraient montré quelque activité dans les trypanosomoses ; les deux corps ont été aussi associés dans quelques combinaisons récentes dérivées de la chaîne en questions.

1. Comme étude résumée, d'ailleurs très complète, nous ne saurions trop recommander la lecture de l'article précité.

2. On a essayé aussi, sous forme spécialisée, une association mercurielle de l'hectine.

Dans tous ces cas, le but qu'on se propose en employant l'agent médicamenteux, c'est bien la thérapeutique *simpliste* dont nous parlions avec Bouchard : tuer le microbe; elle ne s'adresserait qu'à un des *éléments* de l'état morbide, mais au plus important et pourrait, si elle atteignait entièrement son but (ce qui n'est pas à l'heure actuelle) être suffisante seule *dans certains cas* ; nous avons déjà formulé cette réserve sur laquelle il nous faudra revenir.

Au reste cette simplicité apparente diminue à l'examen, et l'organisme et ses réactions semblent bien, pour peu qu'on approfondisse la question, jouer un rôle prépondérant dans le mode d'action du médicament. Comment expliquer autrement les étranges différences entre les actions *in vivo* et *in vitro*? La mercurialisation intensive, comme l'a depuis longtemps montré Koch, n'a pas d'effet thérapeutique appréciable sur la marche de l'infection charbonneuse, et cependant les sels de Hg ont une action antiseptique vis-à-vis du microbe *in vitro* (1). Dans les recherches faites sur l'action parasiticide des colorants, on a constaté des faits analogues; par exemple le bleu de méthylène est sans effet dans certaines spirilloses animales, alors que l'on constate la destruction *in vitro* des spirilles qui les causent. D'une manière générale, tout particulièrement vérifiée dans les recherches de laboratoire relatives aux spirilloses et aux trypanosomoses, de l'activité ou de la non-activité d'une

1. CARNOT, *loc. cit.*

substance antiparasitaire *in vitro*, on ne peut absolument rien prévoir de son activité *in vivo*, qui présente des différences de l'apparence la plus fantaisiste et la plus capricieuse. Il ne semble pas y avoir de relation entre l'une et l'autre. Telles substances sans activité *in vitro* seront les unes inertes, les autres très actives *in vivo*. Telles autres sont énergiquement stérilisantes *in vitro*, leur effet variera aussi, *in vivo*, du pouvoir stérilisant le plus intense à l'inactivité complète. Rappelons d'autre part que l'impuissance d'un antiseptique introduit dans l'organisme par ingestion ou injection « même à dose stérilisante *in vitro* », à «juguler une infection évoluante » est connue depuis longtemps (1).

Le mode d'action des colloïdaux est également difficile à élucider complètement. Nous avons déjà signalé qu'on pouvait discuter s'ils agissaient par simple stimulation des défenses naturelles de l'organisme (cette interprétation de leur activité thérapeutique a d'assez nombreux partisans et paraît seule vraie pour quelques métaux) ou par action parasiticide. Il a été établi, notamment par Charrin et Monier-Vinard (2), que l'argent colloïdal, dont certains auteurs ont obtenu de bons résultats dans les pneumonies et les pneumococcies, avait *in vitro* (et cela même avec des pseudo-solutions extrêmement faibles) une influence intense sur leur agent, empêchant le développement des colonies de pneumocoques, créant un trouble profond de leur protoplasme, qui ne prend plus le Gram. Est-ce par

1. *Ibid.*
2. Cf. Joltrain, *thèse citée.*

là, est-ce par un autre effet, intime et mystérieux, de leur pouvoir catalytique, qu'agissent les métaux colloïdaux ? (1). On ne saurait d'ailleurs généraliser à tous les colloïdaux les constatations faites au sujet du pouvoir parasiticide *in vitro* de certains d'entre eux. C'est une obscurité assez analogue que nous retrouvons chaque fois que nous essayons de nous expliquer les effets de ces agents médicamenteux (notamment ceux des composés de la chimie synthétique), qui se proposent le microbe pour but mais agissent plus ou moins sur l'organisme, soit favorablement, par une excitation possible de certaines fonctions, soit défavorablement, par action toxique sur la cellule vivante de l'organisme qu'il faudrait guérir, et auquel on peut nuire. Le pouvoir organotrope, en particulier neurotrope dans bien des cas, de tel ou tel composé, sur lequel la chimiothérapie voudrait fonder des espérances, peut le rendre inutilisable.

Abandonnant ces considérations et ces réserves, nous devons maintenant remarquer, nous rappelant que la chimiothérapie n'est venue nous intéresser qu'à un point de vue très spécial, celui de la simplification possible de la thérapeutique de l'avenir, que jusqu'à présent elle n'a que des applications peu nombreuses, à peu près limitées aux maladies cau-

---

1. On peut parfois se demander si ce n'est pas par une excitation totale de la résistance de l'organisme et plus particulièrement par une excitation des organes hématopoïétiques. On a constaté, en tous cas, après les injections colloïdales, une légère hyperthermie et une poussée leucocytaire.

sées par certains parasites non bactériens, maladies à évolution très lente, lorsqu'elles ne sont point arrivées à un stade très avancé. On ne s'imagine guère la possibilité d'une véritable chimiothérapie des maladies aiguës, dans lesquelles les effets généraux et locaux de l'invasion microbienne et des réactions organiques deviennent très rapidement, brutalement, très considérables. Une fois une pneumonie déclarée, et même avant le stade d'hépatisation, il est peu vraisemblable que la suppression totale des pneumocoques, si on arrivait à la réaliser, soit équivalente à la guérison du malade.

La tuberculose, maladie à évolution lente, et dont l'agent offre quelques analogies avec les parasites non bactériens (1), serait-elle justiciable de la chi-

1. Nous avons signalé rapidement ces analogies dans *E. E. M.* (p. 106, note) et mentionné les groupes mycologiques (existants ou à créer) auxquels on a pensé ramener parfois le bacille de Koch et d'une manière plus générale les acido-résistants (sclerothrix, mycobacterium, etc). Beaucoup de savants, dont Metchnikoff, ont ainsi incliné à rapprocher ces bacilles des champignons plutôt que des bactériacées vraies. Sans aller jusqu'à en faire de simples formes bacillaires de champignons pathogènes, on pourrait peut-être les concevoir, nous semble-t-il, comme intermédiaires entre les deux classes. Ajoutons que certains contemporains, à la suite d'observations et d'expériences assez impressionnantes, ont rapproché le bacille de Koch de l'oospora, et se sont même demandé s'il n'est pas simplement un oospora. Les aspects dans les formes dysgénétiques (voir la note précitée) leur rappellent ce champignon ; celui-ci d'autre part serait dans certaines circonstances acido-résistant. — Ces analogies mycologiques se complètent par des analogies fréquentes entre certaines formes d'actinomycose et la tuberculose. Fischer a signalé les ressemblances entre certaines néoformations dues à la réaction de l'organisme contre la tuberculose et certaines néoformations

miothérapie ? Bien qu'*a priori* la constatation de la résistance de cet agent à certaines substances, résistance assez forte et supérieure à celle de la plupart des cellules de nos tissus, soit plutôt décourageante, ceux-là même qui avaient proclamé l'inutilité des tentatives que l'on pourrait faire dans ce sens ont cru devoir modifier leur opinion et les préconisent aujourd'hui (1). Essai louable en présence d'une terrible affection contre laquelle on est si insuffisamment armé, cette thérapeutique en est encore à de simples balbutiements ; nul ne songerait, à l'heure actuelle, à abandonner les vieux traitements, bien qu'il soit permis de faire des recherches dans ce sens en associant aux méthodes classiques tel ou tel médicament présumé parasiticide.

En résumé, la chimiothérapie nous paraît, dans la mesure où on peut préjuger de l'avenir, ne devoir connaître de possibilités de succès que dans un nombre très restreint de cas. Encore semble-t-il qu'elle ne doive pas le plus souvent, dans ces cas-là même, être toute la thérapeutique. A l'heure actuelle nulle part elle n'a atteint pleinement son but. La thérapeutique anti-infectieuse de demain ne semble donc pas réductible à la simple stérilisation de l'organisme infecté.

d'origine actinomycosique. Nous avons noté ailleurs (*E. E. M.*, supplément) que Poncet avait appelé l'attention sur l'existence d'analogies symptomatiques et anatomo-pathologiques entre ces deux affections.

1. Tel M. Rénon. Bien que cet auteur ait préconisé en 1911 l'atoxyl comme « médication d'appoint » dans la tuberculose, cet essai reste complètement étranger à la chimiothérapie de cette affection, qui cherche sa voie dans des directions toutes différentes.

CONCLUSION

L'ÉVOLUTION DES DOCTRINES
ET L'ESPRIT SCIENTIFIQUE

———

Nous venons de terminer nos considérations thérapeutiques par l'aveu de nos préférences pour une méthode déjà ancienne. Dans le cadre offert par cette méthode, nous avons cependant indiqué que nous ne nous refusions pas à introduire les procédés les plus nouveaux. De même, nous avions été amené, dès le début, à nous réclamer du vitalisme, dont le nom paraît évoquer un passé bien mort ; mais nous l'avons conçu d'une manière qui nous a semblé n'être pas incompatible avec les vues contemporaines des sciences biologiques et physicochimiques.

Certes, nous ne prétendons pas être seulement le dépositaire fidèle d'un bien immuable : nous l'avons déclaré tout d'abord. Les idées vitalistes ont évolué sans cesse. Après le « vitalisme superstitieux » (1) de Van Helmont, la médecine, comme par une res-

1. L'expression est de LORDAT.

souvenance de ses origines sacrées (1), a longtemps
été imprégnée de mysticisme, lorsque l'animisme de
Stahl fut la théorie en honneur ; elle resta étroitement unie à la métaphysique avec le *demi-stahlien*
Boissier de Sauvages (2), commença à s'en dégager
et à prendre plus d'indépendance avec Barthez, tout
en gardant quelques relations fréquentes avec cette
ancienne alliée, comme nous l'avons montré précédemment ; puis le vitalisme de Barthez s'affranchit
plus complètement de cette tutelle avec Bérard. Est-
ce à dire que le vitalisme des successeurs de Bérard
ressemble à celui qu'on pourrait admettre aujour-
d'hui ? Nous nous contenterons de renvoyer aux
ouvrages montpelliérains du milieu du siècle,
notamment à la *Doctrine médicale* d'Alquié, pour
nous dispenser de démontrer le contraire. Ce n'est
plus la tendance métaphysique qui domine, c'est la
tendance à séparer la médecine des sciences physico-chimiques, et les moyens de la thérapeutique
de ceux empruntés à ces sciences (3), que l'on n'ad-
mettra qu'exceptionnellement et à contre-cœur :
conséquence toute naturelle de la manière très
exclusive dont on comprend la force vitale ; c'est
une sorte d'ostracisme méprisant à l'égard de ces
sciences qui ne sauraient expliquer les phénomènes

1. Au sujet de ces origines, voir la note finale.
2. Nous avons dit ailleurs (*E. E. M.*) l'influence de VAN
HELMONT et de STAHL sur l'autre précurseur de BARTHEZ,
BORDEU.
3. Malgré quelques réserves apparentes surtout dans la
thèse de concours de CHRESTIEN, précédemment signalée.
Ces réserves sont si peu enthousiastes qu'elles viennent
presque à l'appui de notre assertion. Nous avons plus longuement parlé de cette tendance dans *E. E. M.*

de la vie, la santé et la maladie, et ne paraissent
pas devoir mieux expliquer la cause morbifique, le
miasme ou le virus ; un scepticisme dédaigneux de la
clinique à l'égard du laboratoire (1). Tel est encore
l'état des esprits au moment où la médecine du passé
voit poindre l'aube d'une science nouvelle qui va
jeter un moment quelque désarroi dans ses conceptions : la bactériologie. Notre vitalisme n'est ni la
doctrine parfois étrange de Van Helmont, ni l'animisme de Stahl, ni le vitalisme métaphysique de
Boissier de Sauvages, ni celui de Barthez, ni l'*anti-
scientisme* exclusif de ses continuateurs (2) ; et pourtant nous trouvons chez eux, surtout chez Barthez
et ses épigones, des conceptions que nous faisons
nôtres et défendons énergiquement, nous déclarons
même le vitaliste contemporain, conçu comme
nous l'avons fait, véritablement héritier de ces
maîtres : n'avons-nous pas tout à l'heure guidé
notre thérapeutique d'après les principes posés précisément par notre grand Barthez ?

1. Il est aujourd'hui presque amusant de relire certaines
des réflexions inspirées par l'emploi du microscope, il y a
cinquante ou soixante ans, à certains maîtres de Montpellier, aux idées desquels nous donnons par ailleurs une
entière adhésion. ANGLADA, que nous avons souvent cité,
n'échappe pas à ce travers qui nous paraît aujourd'hui bien
étrange, vu avec un recul d'un demi-siècle.

2. Il n'est pas même exactement celui d'un maître, disparu il y a trois ans, que l'on considérait volontiers, hors
Montpellier, comme un des plus fidèles représentants de la
tradition montpelliéraine. Même dans une doctrine tradi-
tionnelle, des personnalités telles que celle du professeur
GRASSET apportent un élément propre ; la doctrine montpelliéraine, vue à travers la pensée de GRASSET, se nuance
d'un reflet des tendances spiritualistes chères à l'auteur.

C'est que le vitalisme est, en un certain sens, resté lui-même tout en se transformant. Contradiction apparente, vérité en réalité aussi simple que d'affirmer qu'un être vivant reste lui-même tout en se transformant sans cesse ; et que c'est cette perpétuelle transformation qui constitue sa vie. L'immobilité, dans les deux cas, c'est la mort. Vivre c'est évoluer. Cette proposition générale, vraie pour les êtres, est vraie pour les manifestations de la pensée. Elle est vraie pour les idiomes par lesquels elle s'exprime, elle est vraie pour les doctrines où elle s'affirme. Et nous pouvons répéter pour celles-ci ce qu'il y a près d'un siècle (1) Hugo écrivait au sujet des langues : le jour où elles se *fixent*, c'est qu'elles meurent (2).

1. Exactement en 1827.

2. Préface de *Cromwell* Nous avions déjà écrit en épigraphe de la conclusion de *E. E. M.* ces mots empruntés à HORACE : *Multa renascentur quæ jam cecidere...* La citation, incomplète, eût dû se terminer par *vocabula*. Nous appliquions ainsi aux idées et aux doctrines ce qu'Horace exprimait seulement au sujet des termes : procédé d'une médiocre loyauté si nous ne l'avions cru légitimé par les analogies profondes dont nous parlons. — Une doctrine, avions-nous écrit d'autre part, cesse, dès qu'elle s'immobilise, par le fait qu'elle s'immobilise, d'avoir sa place dans l'éternel conflit d'idées, de théories diverses qui s'agitent autour d'elle pour ne l'avoir plus que dans l'histoire. Nous accordions à ces idées quelques développements par la suite (p. 22 et 23). Ce que nous y exprimions, nous l'avons retrouvé quelques années plus tard dans un article pourtant assez étranger aux questions qui nous occupent, et qui n'émanait ni d'un médecin, ni d'un homme de science, mais d'un célèbre économiste et statisticien, M. André LIESSE : « Les vérités, à quelques catégories qu'elles appartiennent, évoluent, tout au moins en grand nombre Les vérités dénommées scientifiques, elles-mêmes, considérées comme des vérités

Tout en n'étant donc pas le partisan d'un vitalisme qui se serait fixé définitivement à la conception barthézienne, nous croyons pouvoir nous réclamer de Barthez et du vitalisme montpelliérain. Nous essayons de nous défendre également de deux tendances opposées, toutes deux critiquables, toutes deux imputables à une dangereuse superficialité habituelle de jugement. L'une est ce « snobisme scientifique, si facile à duper par les nouveautés », si contraire à l'esprit expérimental de la science vraie, dont parlait un jour Poincaré (1); l'autre est, si nous nous permettons un moment, excusé par un si haut exemple, le langage du boulevard, ce fréquent *passéisme par snobisme* que l'on rencontre chez beaucoup de gens, pressés de déclarer à tout propos, et dans tous les domaines, au sujet de théories, de doctrines, de méthodes qu'ils connaissent mal et parfois seulement de nom, que la dernière née, après avoir connu son heure de succès, est anéantie par la dernière objection, souvent de détail, qui lui a été faite, et qu'on se trouve ramené très en arrière. Bien des hommes d'ailleurs s'intéressent aux questions scientifiques, politiques, économiques

immuables, sont souvent, au moment où on les émet comme des vérités, des hypothèses suffisantes à l'explication des phénomènes observés, mais qui deviennent caduques ensuite lorsque de nouveaux phénomènes de même nature mal déterminés jusque-là échappent à la loi qu'elles formulent. Les « certitudes » mystiques, les dogmes religieux euxmêmes subissent dans le cours des siècles des transformations et des modifications parfois fondamentales. » (*Journal des Débats*, 19 mai 1914). Nous allons revenir tout à l'heure sur ces questions.

1. Cf. *Dernières Pensées*, p. 241.

ou autres en apportant à leur étude la puissance d'attention et la profondeur d'une coquette, et tout n'est pour eux que question de mode.

Mais pour qui apporte à l'examen de ces questions un peu de bonne volonté et de réflexion impartiale, la vérité n'est dans aucun de ces termes extrêmes : rejet haineux de tout le passé, hostilité intransigeante à toute nouveauté. Nous accueillerons volontiers celle-ci, mais nous n'oublierons pas d'examiner avec bienveillance l'œuvre d'hier. Dans le domaine scientifique, nous nous souviendrons que les théories diverses émises pour tenter de coordonner les connaissances acquises, pour expliquer l'Inconnu qui nous environne, les grandes hypothèses imaginées pour aider à le concevoir ont connu des alternatives de grandeur et de décadence, de faveur et de défaveur successives. Une loi inexorable, née de la psychologie générale de l'homme, impose à sa marche, dans l'exploration de cet Inconnu, cette allure tâtonnante : ces théories, ces hypothèses subissent « cette destinée singulière que dans le cours des siècles elles disparaissent, puis surgissent de nouveau rajeunies : et les protagonistes d'une doctrine, ignorant cette loi historique, s'acharnent à ruiner la doctrine antérieure au lieu d'y chercher la part de vérité qu'elle renferme toujours (1). » Nous nous obstinons au contraire, dans la mesure de nos humbles moyens, à la chercher et à la découvrir. Et, lorsqu'il s'agit de doctrines médicales, cette part de

---

1. E. Belot, *Essai de cosmogonie tourbillonnaire* (Paris, 1911) ch. XIII, §. 79 : *Evolution des idées cosmogoniques depuis Descartes.*

vérité, non seulement nous a paru assez considérable, dans les travaux accomplis hier par l'Ecole de Montpellier, pour être en grande partie conservée (nous ne rappellerons pas à nouveau ce qui nous semble demeurer vrai des idées vitalistes de l'Ecole et de leurs corollaires : généralité des maladies, spécificité, conceptions thérapeutiques, etc.), mais s'est montrée encore trop importante, dans la médecine du passé examinée dans son ensemble, même en remontant très loin et très haut, pour pouvoir être négligée. Aussi ne prétendrons-nous pas « remplacer le labeur éprouvé de vingt siècles » (1), par la nouveauté, mais seulement l'en enrichir ; selon une ingénieuse comparaison dont on s'est servi dans bien des domaines, et dont la paternité doit être, croyons-nous, attribuée à Paré, nous admettrons que nous voyons mieux et plus loin que les anciens, mais uniquement parce que nous sommes montés sur leurs épaules.

C'est ce qui explique que non seulement ici, mais même dans un travail antérieur, plus particulièrement consacré à l'Ecole de Montpellier, nous laissant entraîner par notre sujet, nous ayons dépassé cette Ecole dans l'espace et dans le temps, et cité volontiers, en dehors d'elle, de vieux maîtres célèbres. Nous avons été très souvent frappé de trouver chez ces grands ancêtres l'expression très nette de ce que l'on pourrait supposer, sans examen, être des vérités modernes. N'aurions-nous fait que mettre à la mode des termes nouveaux pour expri-

1. L'expression est de Ch. ANGLADA (Préface de l'*Etude sur les Maladies éteintes...*, etc.).

mer de vieilles idées ? on serait porté parfois à se le demander : ce sont des produits de déchet, des principes toxiques ou même des microbes dont se débarrasse notre organisme, alors qu'il se contentait de se débarrasser d'*humeurs peccantes* et de *matières morbifiques* ; il lutte contre le microorganisme pathogène au lieu de lutter contre un *miasme* ; les variations de virulence d'espèces bactériennes influent sur le caractère d'une épidémie, alors que nous avions à bénéficier ou à souffrir seulement de l'atténuation ou de l'exaltation de virulence des *contages*. Pourtant il n'y a pas là simple jeu de vocabulaire. Nous exprimons ce qu'exprimaient nos pères, mais avec quelque chose de plus : avec la confirmation par le laboratoire contemporain d'une foule de leurs notions, avec parfois la *concrétisation* visible, sensible, des inconnus mystérieux qu'ils dénommaient déjà. Et c'est là la grande idée que nous avons défendue : nous croyons (en donnant à ce terme plutôt le sens de la conviction, presque de la foi, que celui du doute) que dans la plupart des cas cette mise en lumière, par le laboratoire, de ce qui naguère était perdu dans les brumes des probabilités et des présomptions, s'est faite en faveur de bien des vieilles notions acquises par la sagesse patiente et la profondeur de sens clinique des grands maîtres de jadis, et non contre elle. Ce que montre le réactif du laboratoire, la lente méditation du cabinet, la longue, la séculaire observation auprès du malade, l'avaient pressenti. Et nous devons hésiter quand, par suite d'une apparence passagère, le laboratoire semble momentanément infirmer tout ce qu'avait accumulé cette observation poursuivie de longs siècles (1).

S'il ne fallait « savoir se borner » (sans prétendre pour cela « savoir écrire »), nous aurions pu trouver, en dehors des questions qui nous ont occupé, des exemples remarquables de la justesse des idées médicales d'autrefois, qui eussent été matière à digressions et à variations sur ce thème : nous sommes tentés de croire modernes des conceptions parfois assez anciennes. L'idée d'infiniment petits malfaisants a eu des partisans au xviie et au xviiie siècles (2). La contagiosité a été très bien connue de nos prédécesseurs. En ce qui concerne les tuberculoses ganglionnaires, elle aurait été observée dans certains cas dès le xvie siècle, et des essais d'isolement auraient été pratiqués dès le début du xviie (3). L'isolement était pratiqué dès le moyen âge à l'égard des lépreux (4).

1. La médecine d'hier était beaucoup plus préoccupée que celle d'aujourd'hui de s'organiser en des systèmes logiques où toutes les conceptions gravitaient autour d'une idée fondamentale. Aujourd'hui on parle moins de doctrines, davantage de faits. Cette évolution ressemble quelque peu à celle de bien des sciences, expérimentales après avoir connu dans le passé une phase embryonnaire préscientifique et philosophique. Simple ressemblance où il ne faut point chercher de comparaison véritable, car la médecine encore semi-philosophique d'hier était néanmoins basée sur une observation attentive.

2. Au sujet des idées qu'avaient eues, sur le rôle possible d'extrêmement petits dans la peste, le célèbre jésuite Athanase KIRCHER, dès 1657, et, plus de soixante ans plus tard, un médecin lyonnais nommé GOIFFON, cf. DESCHAMPS, article *Peste* du *Nouveau traité de Médecine* BROUARDEL et GILBERT.

3. Mis en lumière par LANDOUZY.

4. L'isolement est chose extrêmement ancienne d'ailleurs

Tout ceci ne remonte qu'à un passé relativement récent ; mais l'antiquité nous réserve, en ce sens, d'extraordinaires surprises. Nous parlions tout à l'heure du labeur de vingt siècles : ce chiffre paraissait lancé au hasard. En réalité il est trop faible. Hippocrate (1), qui enseignait il y a plus de vingt-trois siècles, nous émerveille toujours ; et nous regrettons personnellement qu'on ne fasse pas connaître davantage son œuvre à ceux qui abordent les études médicales. Nous ne reparlerons pas du puissant esprit d'observation que l'on retrouve à chaque page dans le *Traité des Airs, des Eaux et des Lieux*. Mais que de choses à admirer, — et dont une partie peut être conservée aujourd'hui, — au sujet du diagnostic (2), du pronostic, du traitement. Certain passage relatif à la balnéation, à son mode d'action, à ses effets, aux précautions qu'elle exige, semble extrait d'une discussion de congrès moderne (3). Et quelle précision dans ses *observations* (au sens clinique), dont certaines produisent le même effet de modernité !

Dans le même ordre d'idées : ancienneté de certaines notions en apparence contemporaines, n'avons-

et dont on trouve trace, en ce qui concerne certaines maladies (lèpre ?) dans l'antiquité perse par exemple, d'après HÉRODOTE.

1. On pourrait trouver, antérieurement à lui, des notions très intéressantes. Comme le fait justement remarquer DAREMBERG, HIPPOCRATE peut avoir droit au titre de *prince* mais non à celui de *père* de la médecine. Il appartenait d'ailleurs à une vieille famille médicale

2. HIPPOCRATE a même dans certains cas pratiqué l'auscultation, comme LAËNNEC lui-même l'a fait remarquer.

3. Nous l'avons cité dans le Supplément de *E. E. M.*

nous pas été amené, dès le début, à constater un
exemple extra-médical très frappant? La transmutation des corps simples n'a-t-elle pas été la grande
idée alchimiste, et ne voyons-nous pas là, une fois
de plus, une conception ancienne, insuffisamment
fondée, et que la science avait paru détruire, être au
contraire confirmée par ses progrès nouveaux (1) ?
Ainsi certaines idées, certaines théories que l'on
croyait abandonnées, définitivement condamnées
par l'expérience, renaissent tout à coup de leurs
cendres et recommencent une vie nouvelle. « Sans
doute, au premier abord, les théories nous semblent
fragiles, et l'histoire de la science nous prouve qu'elles
sont éphémères : elles ne meurent pas tout entières
pourtant, et de chacune d'elles il reste quelque
chose » (2). Aussi n'admettons-nous pas que « la
médecine actuelle se vante d'oublier son passé » (3);
aussi repoussons-nous la prétention d'édifier l'œuvre
de demain sans étudier celle d'hier (4); aussi expri-

1. Avant la découverte de la radioactivité, les plus grands
chimistes, tels BERTHELOT, loin de traiter avec mépris,
comme on le faisait généralement, cette grande idée alchi-
mique, lui gardaient une certaine sympathie. Au siècle dernier, le célèbre chimiste J.-B. DUMAS, reprenant l'idée alchi-
mique de l'unité de la matière, se demandait si l'hydrogène
n'était pas le principe universel de tous les corps, idée qui
ne lui était pas absolument particulière.

2. Henri POINCARÉ, *la Science et l'Hypothèse*, p. 6.

3. Ch. ANGLADA, Préface de l'*Etude sur les Maladies
éteintes...*, etc.

4. Nous avions déjà, à la fin de *E. E. M*, été amené à
quelques considérations un peu analogues (p. 210-214) et dit
combien il nous paraissait nécessaire de ne pas repousser
dédaigneusement la longue expérience accumulée par les

mons-nous à nouveau le double vœu d'avoir pu, dans notre demi-ébauche, appeler l'attention sur des enseignements oubliés, et voir mettre au jour, au sujet de doctrines dédaignées et d'une École méconnue (puisque même lorsque les conceptions dont elle fut créatrice triomphent, on omet de lui accorder un hommage ou même on en attribue l'honneur à des découvertes contemporaines), des études plus originales, plus neuves, plus importantes que la nôtre.

De l'étude du passé se dégage d'ailleurs — et cela suffirait à nous la rendre chère — une grande leçon de tolérance. En le faisant mieux connaître et mieux aimer (sans pour cela imposer aucune répugnance aux nouveautés les plus hardies), elle apprend en effet, ou devrait apprendre, à ne mépriser *a priori* aucune conception contraire à celles généralement admises ; elle développe cet esprit de prudence scientifique si opposé aux brocards faciles que la foule adresse volontiers à tout ce qui lui paraît un peu singulier. La véritable science est respectueuse du passé ; aussi ne peut-elle être que largement tolérante ; « la demi-science seule est redoutable (1) ». Le fait que des hommes de science peuvent parfois manquer de tolérance *à l'égard des idées* nous paraît un peu contradictoire ; il tient sans doute à nos imperfections logiques, qui sont grandes.

siècles qui nous précédèrent, de renoncer à la prétention d'édifier sur le sable l'édifice de demain, en affectant de mépriser les fondations solides qu'hier avait préparées.

1. Henri POINCARÉ. *Dernières Pensées*, p. 247.

Pour beaucoup, la tolérance ne serait qu'une sorte d'aumône consentie avec arrogance par un scepticisme ironique, un dilettantisme stérile ou une railleuse indifférence. Non, la tolérance n'est pas cela ; elle implique plutôt une humilité profonde ; elle est la vertu essentielle de l'homme de science, qui ne croit point avoir jamais scientifiquement le droit d'affirmer qu'il détient l'absolue Vérité ; qui ne prend pas le ton de l'infaillibité ; qui n'ignore pas que la découverte de demain peut contredire la découverte d'aujourd'hui et qui sait que l'erreur d'aujourd'hui peut, au contraire, être en partie la vérité de demain. La tolérance n'est pas, comme le veulent certains, fonction nécessaire d'une absence de convictions ; elle est fonction nécessaire du véritable esprit scientifique.

NOTES COMPLÉMENTAIRES

Sur la vie et les modes de l'activité
physico-chimique

Nous n'avons pas voulu surcharger de notes de
références et de discussions théoriques le chapitre
sur le vitalisme. Nous voyons devoir ici rappeler,
au sujet des questions qui y sont discutées, l'ouvrage
déjà cité de Guilleminot, dont nous avons omis de
signaler plusieurs passages très importants à notre
point de vue (voir en particulier, sur les analogies
entre des formes empruntées au domaine de la vie
et des apparences obtenues dans certains états physico-chimiques, le t. III ; sur les relations entre les
deux domaines biologique et physico-chimique, le
t. III et la première moitié du t. IV). Les relations
entre les actes vitaux et la grande loi de l'énergétique préoccupent tout particulièrement l'auteur,
dont nous ne saurions, malheureusement, reproduire
les conclusions, fort longues ; elles ne se prêtent
guère d'ailleurs à être résumées sans déformation ;
elles demandent, d'autre part, à n'être lues qu'après
les arguments multiples sur lesquels il les fonde.

Disons seulement, sans prétendre, pour les raisons données, reproduire sa pensée avec une absolue fidélité (nous engageons au surplus à se reporter à l'ouvrage lui même), qu'il admet : « que la convergence systématique des phénomènes de la vie ne saurait être expliquée par les seules formules de la thermodynamique » (t. IV, p. 12) ; que ces phénomènes, soumis en général à la grande loi de l'énergétique, peuvent parfois déroger peut-être, dans une faible mesure, à cette loi, et, en tous cas, n'obéissent pas à elle seule : qu'ils sont caractérisés par un « triage électif , « orientateur », étranger à la loi de Carnot-Clausius, triage qui peut s'effectuer entre des phénomènes isodégradateurs, mais qu'on peut concevoir comme capable d'imposer quelquefois une voie qui ne répondrait pas au maximum d'augmentation entropique (t. IV, p. 398). Où l'auteur nous paraît plus obscur, c'est quand il prétend (p. 398-399) que la nature de ce facteur d'orientation (triage entre phénomènes dégradateurs), « si mystérieuse qu'elle puisse paraître, ne nous est pas inaccessible » ; qu'il relève de causes statiques, d'ailleurs « propres aux unités vivantes », quoique « comparables » (il ne dit rien de plus net) à celles d'agrégats purement physico-chimiques, causes *qui seraient effectivement* de simples « fonctions d'agrégat ». (L'affirmation nous paraît hasardée : bien qu'on puisse incliner vers une telle conception, elle reste actuellement passible de nombreuses objections, en première ligne celle déjà énoncée, qui garde incontestablement quelque valeur : l'objection tirée de notre incapacité à provoquer l'apparition de telles fonctions admettant cette résultante : la vie, et de l'impossibilité de *les observer ailleurs que chez les êtres vivants* : vérité qui paraît côtoyer la niaiserie mais qui résume en réalité l'état actuel de la question posée. Ce que nous nous demandons en effet, c'est bien si la vie appartient en propre aux êtres dits vivants, ce qui semblerait à première vue une évidence, ou si elle peut se ramener à quelque chose qui ne leur soit pas particulier.) Nous sommes aussi un peu surpris, comme d'une déclaration un peu contradictoire, de la netteté (p. 400) de cette affirmation : *la législation est uniforme dans toute la nature*, suivie immédiatement d'un *cependant* qui ouvre tout un paragraphe de réserves très intéressantes et de réticences que viennent terminer ces mots (p. 401) : « nous avons pu nous demander quel est le censeur mystérieux qui redresse ainsi les divergences du monde vivant en plaçant devant lui un but déterminé vers lequel il l'oblige sans cesse à monter. » Il nous est difficile enfin de souscrire à ces déclarations : « Ce censeur... n'est pas une puissance surnaturelle,... ce n'est pas même un principe vital d'essence inconnue, surajouté à la matière vivante, c'est tout simplement l'utilité individuelle ou collective qui exerce son emprise par la voie de la sélection naturelle,.. », etc. Ce serait là une question nouvelle qui compliquerait encore le problème et sur laquelle on risquerait fort de s'entendre encore moins. Nous pouvons, sans la soulever, admettre un principe vital modernisé qui ne soit pas véritablement *surajouté* à la matière vivante : ce principe vital modernisé, c'est précisément, quelle que soit son origine, le « *censeur mystérieux* ». le facteur d'*orientation* dont parle Guilleminot, ce facteur inconnu qui opère, en vue d'un but donné, conformément à une finalité apparente ou réelle, un triage entre des phénomènes dégradateurs (et même, peut-être, non nécessairement isodégradateurs ; *ce en quoi notre principe vital accomplit un acte remarquable d'indépendance vis-à-vis de l'énergétique du monde non-vivant*). Il y a, nous semble-t-il, quelque puérilité à nier un « principe vital » sous le prétexte, par exemple, qu'il n'est pas pondérable. Mais n'est-il pas, aussi, un peu puéril de croire qu'il suffit de ne rien trouver dans les actes vitaux qui soit contraire aux lois physico-chimiques pour faire triompher la cause de l'unicisme ? Lorsqu'on se préoccupe surtout de cette démonstration, poset-on correctement le problème et ne se bornet-on pas à l'examen d'un « à côté » de la véritable question ? Même si l'on réduit théoriquement les phénomènes vitaux aux phénomènes physico-chimiques ; même si l'on prouve que rien dans l'activité vitale n'est contraire à la grande loi de l'énergétique, nous éprouverons quelque malaise à sentir nettement que la vie est tout de même *quelque chose de plus*, quelque chose *que nous ne voyons jamais apparaître, spontanément ou dans un système de réactions provoquées*, au sein de la matière inerte, quelque chose que la plus simple des formes vivantes *a*, et que *n'a pas* la plus bioïde des formes obtenues dans le domaine physico-chimique : à constater combien, à cette réductibilité de la vie aux lois physico-chimiques, s'oppose étonnamment la solidité encore inébranlée du principe *omnis vivus ex vivo*. Ce malaise, nous le connaissons : c'est la sensation de cet hiatus dont nous parlions déjà au début de ce travail et que des raisonnements théoriques, si savants soient-ils, n'arrivent pas à combler.

Qu'importent-ils, au reste, puisqu'il n'est pas niable, — les actes vitaux fussent-ils reconnus rigoureusement conformes aux lois physico-chimiques, — que la vie se caractérise par des directives qu'on ne trouve pas dans la physico-chimie ?

Pour reprendre et adapter à la discussion présente une comparaison faite dès longtemps (quoique à d'autres fins), dans une locomotive courant sur les rails, il n'y a rien qui ne soit rigoureusement conforme aux lois physico-chimiques. Autre chose est de le constater et de l'affirmer, autre chose de penser que cela suffit à expliquer l'existence de cette machine et, *a fortiori*, de supposer qu'en vertu du jeu des probabilités, les lois physico-chimiques agissant au milieu de matières inertes, d'atomes de fer, de molécules d'eau, etc., ont pu créer un jour de toutes pièces, avec tous ses organes, ses pistons, sa chaudière, ses bielles et ses roues, une locomotive courant à toute vapeur sur des rails.

Cette locomotive en plein fonctionnement, c'est bien l'effet résultant d'un certain nombre de principes physico-chimiques et mécaniques. C'est cela, mais non uniquement cela. C'est quelque chose de plus : une intelligence, une volonté qui ont présidé à l'agencement, dans un but donné, des matériaux inertes fournis. Encore pouvons-nous assister à cette construction de la locomotive, c'est-à-dire au passage du minerai à l'être organisé ; nous n'avons jamais pu assister au passage de la matière inerte à l'être vivant. Il nous est en quelque sorte interdit d'en parler *scientifiquement*, car qui dit science dit observation.

N'attachons à cette comparaison d'autre intérêt que celui que vaut une comparaison. Nous n'avons pas voulu voir nécessairement dans le passage de la matière inerte à la vie une intelligence et une volonté agissantes ; et cela d'autant moins que, — d'accord en cela avec le professeur Bosc que nous citons ci-après, — nous pensons que le croyant lui-même peut, sans scrupule de conscience, examiner le problème de l'unicisme ou du dualisme et orienter ses préférences tout à fait indépendamment de sa foi : il ne lui est pas nécessaire de placer, au début de la vie, un acte créateur *nouveau*, et il lui est loisible d'admettre chez les êtres vivants le simple développement de virtualités existant en puissance dans la matière inerte. Que ces virtualités préexistent à la vie ou que l'apparition de la vie comporte la création de propriétés nouvelles, ce serait en somme là un simple problème chronologique qui solliciterait sa curiosité.

Mais en revanche, lorsqu'on veut réduire la vie à la physico-chimie pure, nous avons toujours le droit — jusqu'aujourd'hui tout au moins — de persister à voir en elle :

D'une part, cette activité physico-chimique ;

D'autre part, *quelque chose de plus*, au sujet

duquel nous ne prendrons pas position, pour nous défendre de toute incursion (semblable à la précédente) sur le terrain dangereux de la métaphysique, mais que nous pouvons parfaitement baptiser *principe vital*. Et nous ne serions pas en cela, croyons-nous, aussi loin de Barthez qu'il pourrait le sembler !

Nous avons tenu à reprendre en ces pages la discussion de l'unicisme ou du dualisme de la vie et de la non-vie. Si nous avons cru devoir alléger de ces considérations le chapitre consacré au vitalisme et les rejeter dans une note, c'est que, nous le répétons, la question du vitalisme *médical* nous paraît plus simple et non nécessairement liée à ces spéculations.

Le professeur Bosc, bien qu'appartenant à la Faculté de Médecine de Montpellier, a développé des tendances plutôt antivitalistes au cours de deux conférences faites à la Faculté des Lettres de cette ville en 1910, conférences extrêmement documentées dont nous avons dit quelques mots dans *E. E. M.*, p. 207-209. Elles ont paru depuis sous une forme résumée dans la *Revue philosophique* (octobre 1913). Nous ne saurions trop les signaler à l'attention de ceux qu'intéresse le problème de la vie et de ses rapports avec la physicochimie de la matière inerte.

Nous avons omis de parler de bien des faits touchant ce problème, et non des moindres, qui n'eussent pas, toutefois, apporté de clartés nouvelles : par exemple du contraste étrange entre le perpétuel devenir, la « perpétuelle instabilité » des êtres

vivants, toujours en état de rénovation indéfinie, et
la permanence de la forme et de l'individualité chez
la plupart d'entre eux ; nous avons négligé également, à propos de l'origine de la vie sur terre,
de parler des idées d'Arrhénius sur la propagation
de la vie à travers les espaces interplanétaires et
peut-être interstellaires, idées auxquelles nous avons
fait occasionnellement allusion dans un autre chapitre : c'est d'abord parce que ces idées sont assez
combattues, ensuite parce qu'elles sont étrangères
au problème de l'unicisme ou du dualisme de la vie
et de la non-vie.

II

SUR LA SCINTILLATION DES ÉTOILES

Les observations que nous signalons dans le chapitre de la météorologie médicale, et au sujet desquelles nous devons nos renseignements à l'extrême
amabilité de leur auteur lui-même, M. le Médecin
Général Barthélemy, furent faites en 1895, à Mada-
gascar et dans l'Océan Indien. Le Dr Barthélemy
s'était associé comme observateur un enseigne de
vaisseau, M. Pradhomme ; les mêmes étoiles étaient
systématiquement observées lorsqu'elles passaient
à une hauteur d'environ 45 degrés.

Les résultats furent les suivants : plus les étoiles
scintillent, plus le beau temps est assuré ; la rade
de Tamatave, après trois jours où les observateurs
avaient constaté l'absence absolue de scintillation,
fut balayée par une queue de cyclone. En 1913, le

Dr Barthélemy crut pouvoir, à Biarritz, du fait de la non scintillation des étoiles, énoncer par analogie un pronostic de pluie et vent probables à bref délai, pronostic qui fut parfaitement vérifié.

III

SUR LA LUNE ET SUR DIVERSES ACTIONS FANTAISISTES ATTRIBUÉES PARFOIS A CET ASTRE FALOT

La lune exerce-t-elle quelque influence sur les êtres vivants en général ? et en particulier sur l'homme à l'état normal et pathologique ? Nous ne le croyons guère, mais pour ne pas paraître éviter ces questions nous en disons ici deux mots.

Tout d'abord éliminons les faits qui ne sauraient concerner notre satellite. L'observation populaire a fait de très judicieuses remarques, ridiculisées à tort, sur les relations entre la vie des plantes et la plus ou moins grande *luminosité* de la lune (nous ne parlons pas encore de ses phases). Ici rien que de rigoureusement exact dans les constatations faites, l'interprétation seule peut en être parfois erronée puisque cette luminosité n'est due qu'à des causes atmosphériques ; en résumé, faits incontestables, mais point d'intervention lunaire dans l'affaire.

Bien différent est le rôle attribué par beaucoup de cultivateurs (ou d'autres personnes ayant à s'occuper à divers points de vue de la vie végétale) à la phase lunaire. Nous sommes à ce sujet assez scep-

tique ; pourtant, en présence de certaines affirmations qui nous ont été faites par d'autres sceptiques,
ou soi-disant tels, ultérieurement convaincus, et en
l'absence de toute expérimentation personnelle,
nous nous garderons de nier, ce qui serait en l'oc-
curence fort peu scientifique. Nous ne voyons pas
clairement d'où proviendrait cette influence. Question de lumière nocturne peut-être.

Quant aux diverses actions lunaires admises par
bien des personnes crédules sur des faits touchant
à la médecine humaine, certaines sont d une telle
absurdité qu'elles ne méritent d'être ni discutées, ni
rapportées.

Il y a pourtant des médecins qui ont paru
admettre un certain rapport entre les phases lunaires et l'éclosion des maladies, D'autres, et non
des moins notoires, en Espagne par exemple, rajeu-
nissent la théorie des jours critiques et admettent
dans la crise certaines influences lunisolaires moins
invraisemblables peut-être, sauf en ce qui touche le
rôle qu'ils veulent attribuer au lever et au coucher
des astres qui nous éclairent ; ils expliquent leurs
convictions par des relations d'ordre électrique.
Notre compétence en fait d'électricité est, nous
l'avouons franchement, fort médiocre. Mais, si médiocre soit-elle, elle nous parait à nous-même largement suffisante pour nous permettre de taxer de
haute fantaisie toutes ces explications et de les relé-
guer —c'est le cas de le dire — dans le domaine des
vieilles lunes.

Notons à titre de simple curiosité que Roucher,
déjà cité, attachait un grand intérêt au lever et au

coucher des astres, dont ne s'occupe guère ce qu'il nomme élégamment « la tourbe des médecins vulgaires », dans laquelle nous n'hésiterons pas, modestement, à nous ranger.

IV

SUR LES ORIGINES SACRÉES DE LA MÉDECINE ET LA THÉRAPEUTIQUE SACERDOTALE

Comme les sciences, le droit, la poésie, la médecine a été religieuse à ses origines. Elle garde un certain caractère sacré chez Hippocrate, bien qu'il marque déjà un commencement de séparation entre la médecine laïque et la médecine sacerdotale, et, par sa méthode, soit en réalité le représentant de la première.

Il convient d'observer que la médecine sacerdotale de ce que nous appelons l'antiquité est certainement moins éloignée de nous, chronologiquement et idéologiquement, que de la magie rituelle à laquelle devait se réduire la médecine primitive, aussi ancienne peut-être que l'humanité. Il est extrêmement curieux de constater encore de nos jours l'existence de basses croyances chères à beaucoup d'individus, de pratiques de sorcellerie très répandues dans bien des régions; l'emploi fréquent d'objets divers auxquels est attribuée quelque vertu talismanique, de formules magiques plus ou moins étranges, de rites grossiers et parfois cruels qui n'ont pas même l'excuse d'un symbolisme obscur : véritable survivance, assez étonnante, d'une époque disparue.

Il serait bien difficile de dire quand la médecine a commencé à se distinguer des pratiques de ce genre, des prescriptions religieuses, et à s'individualiser ; comme il serait difficile de dire quand est apparue une première préoccupation hygiénique : plus tôt, nous semble-t-il, que ne le veulent les plus compétents en la matière, qui n'ont point assez de brocards pour ceux qui oseraient adopter cette opinion. Qu'une telle préoccupation, accessible au moins à quelques individus exceptionnels parmi des foules d'une mentalité encore « prélogique » (dont nous ne sommes pas bien éloignés !) ne soit pas intervenue de bonne heure dans la sélection et la codification de certains tabous, cela nous paraît difficilement croyable en présence de faits nombreux que nous ne pouvons détailler à cette place ; nous reprendrons peut-être un jour cette discussion, que nous indiquons seulement ici.

La thérapeutique — si nous négligeons la persistance de la thérapeutique magique populaire — s'élevant d'étape en étape, est bientôt arrivée à une bifurcation. D'un côté, elle se laïcisait et prenait la forme scientifique, se créant ainsi, comme beaucoup de sciences, un domaine propre aux dépens de la religion qui l'englobait jadis ; de l'autre, elle restait religieuse dans les temples où les malades venaient chercher le soulagement de leurs maux ; malgré certains côtés discutables, elle atteignait quelque grandeur ; on y pressentait déjà l'idée, assez haute, d'une puissance divine capable de pitié pour l'humaine souffrance. Asklépios arrivait à ce carrefour et voyait les siens continuer leur marche dans les deux voies. Les Asklépiades donnaient à la médecine à tendances de plus en plus laïques des médecins remarquables, dont Hippocrate lui-même, tandis que les prêtres d'Asklépios continuaient à Epidaure leurs cures miraculeuses.

Dans un de ses meilleurs dessins, Daumier représente les deux compères, Esculape et Hippocrate, échangeant des regards d'augure. L'ironiste du crayon eût pu plus exactement les représenter en querelle, car ils peuvent dans une certaine mesure personnifier ces deux médecines, plutôt rivales qu'alliées. De même il fut de mode de dire les médecins disciples d'Esculape : appellation critiquable. D'Hippocrate, soit, peut-être. Mais il serait bien plus juste de dire que les véritables « disciples d'Esculape » sont aujourd'hui à Lourdes. Qu'on ne voit là nulle intention d'irrévérence (même à l'égard de miracles qui ne sont cependant pas, pour le catholique, article de foi); nous voulons seulement dire qu'à Lourdes, comme jadis à Epidaure, les malheureux vont demander leur guérison non à une thérapeutique scientifique, basée sur l'observation, mais à la thérapeutique miraculeuse ; et qu'à Epidaure comme à Lourdes, la foi des humbles réalisait parfois le miracle ardemment demandé. Parmi les guérisons d'Epidaure, il en est d'ailleurs de fort touchantes, et les légendes païennes semblent quelquefois inspirées de la même douceur attendrie et confiante que les légendes chrétiennes. Celle de l'enfant qui promit au Dieu ses osselets, et fut guéri, n'a-t-elle pas le même charme d'émotion délicate que celle du naïf jongleur médiéval qui offrit ses jeux à la Vierge ? C'est que, païenne ou chrétienne, la pauvre misère humaine a jeté à travers les âges le même cri douloureux, clamé la même angoisse et la même soif d'espérance.

NOTE BIBLIOGRAPHIQUE

Notre première idée avait été de placer à la fin de notre travail quelques indications bibliographiques ; il nous a cependant semblé à la réflexion que cette addition ne s'imposait point ; elle ne pourrait en effet que reproduire en partie la Bibliographie placée à la fin de notre *Essai sur l'Ecole de Montpellier* (p. 216 à 221, rectifiées sur quelques points de détail au supplément) ou faire double emploi avec les notes de référence du travail actuel. Nous nous bornerons donc à renvoyer le lecteur à ces deux groupes d'indications.

INDEX DES AUTEURS CITÉS

Les noms cités *seulement* dans l'avant-propos ont été omis dans l'index.

En raison des considérations spéciales dont l'enseignement montpelliérain de la médecine et les doctrines professées à Montpellier ont été l'objet, nous avons indiqué par un astérisque les auteurs qui s'y rattachent (1) (à l'exclusion de quatre, cités occasionnellement, qui ont enseigné à Montpellier, mais non dans le domaine de la médecine ou des sciences connexes).

1. Plusieurs n'ont donné lieu qu'à une mention rapide, mais il a été question, avec plus de détails, de la plupart d'entre eux dans *E. E. M.* (et ses annexes).

TABLE DES MATIÈRES

NOTES COMPLEMENTAIRES

Imprimerie JOUVE & Cie, 15, rue Racine, Paris. — 5226-21